治る病気も治らない

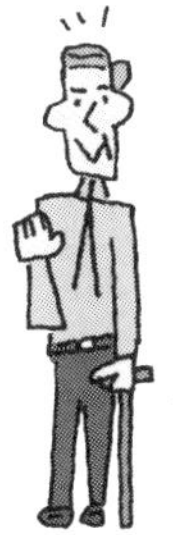

患者が主治医

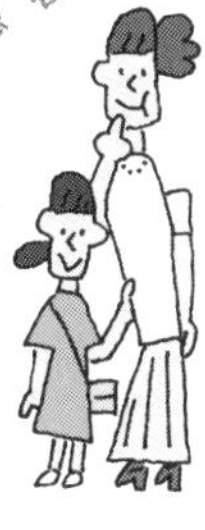

医者と患者のカン違い

医者は助っ人

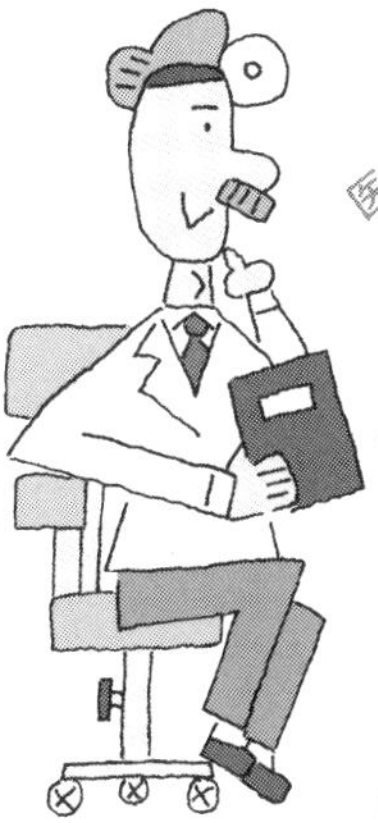

今充◎著
医学博士 弘前大学名誉教授

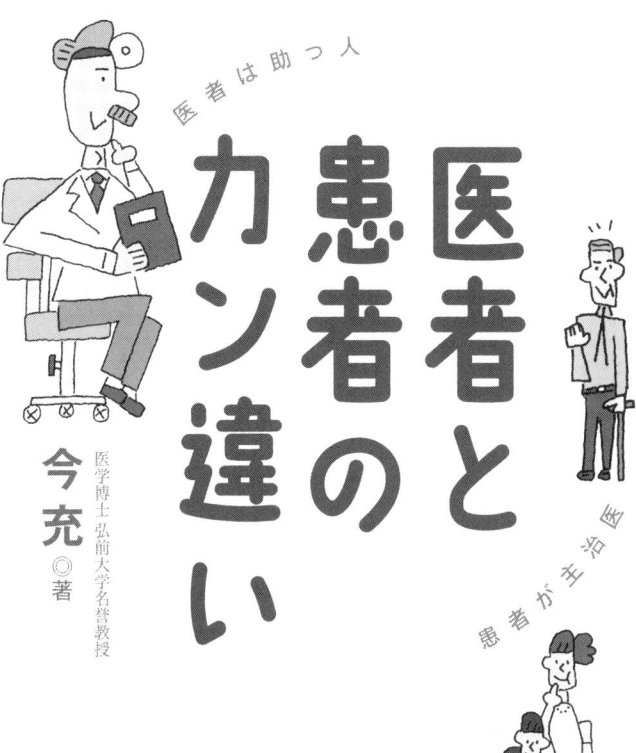

ハート出版

はじめに

私たちが病気になったとき訪れるところ、それは病院です。それぞれの事情で医療制度に背を向けている方はともかく、多くの方が病気になると救いを求めて病院の門を叩きます。その場合、医師すなわち救世主ですので、否が応でも医師を頼らざるをえないのは当然のことです。

ここでちょっと待ってください。だからといって、医師へ「すべてお任せ」、「丸投げ」でよいのでしょうか。まず、皆さんにこの点について考えていただきたいのです。

かつて、わが国には「阿吽(あうん)の呼吸」という素晴らしい文化がありました。よく寺門の両側に守護神として二体の仁王像が安置されていますが、一体は口を開き、もう一体は口を結んでいます。口が開いているのを阿形(あぎょう)像といい、口を結んでいるのを吽形(うんぎょう)像といいます。もともと「阿吽」とは仏教用語で、「阿」は宇宙のはじまり、「吽」は終わりを意味していましたが、転じて二人で一つのことをするときなど、相互の微妙な調子や気持ちがぴったり一致することをいいます。

この「阿吽の呼吸」ができるほど相手を思い計っていた私たち日本人は、これまで特別の説明もなく、もちろん時間もかからず納得し合うということができました。しかし、グローバルの社会生活が求められ、諸外国の異なった価値観も受けいれざる得なくなった現今では、もはやそれが通用しなくなってしまったのです。

二一世紀医療の特徴は、「インフォームドコンセント」と「ＱＯＬ（生活の質）」と言われています。

インフォームドコンセントとは、医療側の「十分な説明」と患者さん側の「納得したうえでの同意」と言われています。でも、前者は十分な説明のための時間が取れておらず、後者は、医学・医療の知識不足から来る理解困難、「こんなことを質問しては医師に嫌われるのでないか」「何を問えばよいのか」などといった危惧から、納得できないことをそのままにすることによるコミュニケーション不足によって、まだまだ満足のいく状況になっていません。ともすれば、それが原因で患者さんの予後までさえを左右することになっているのが現状です。もう一方のＱＯＬは、医療側のものでなく、あくまで患者さん自身のＱＯＬである認識に大きく変わってきました。

　さて、医学・医療とは科学であり、普遍性が求められます。しかし、患者さんは百人百様で、世界中に一人として同じ人は存在しません。「テーラーメイド医療」、「全人的医療」が叫ばれる由縁ですが、逆に言えば以前に通用した事例が必ずしも今回通用するとは限らないのです。

　ですから、「医療ほど不確実性でリスクを伴うものはない」と医師である私は考えていますし、患者となりうる読者の皆さんにもぜひ理解していただきたいところです。

　私は、長年大学病院で外科医を務め、数多くの患者さんに接してきました。その数多くの患者さんのうち、誰一人として同じ患者さんはおりませんでした。ですから、似たような症例でも快癒された患者さんもいれば、残念ながら亡くなってしまった患者さんもいます。

昨今「医療崩壊」が社会問題として大きく叫ばれています。それは〝医療側、患者側双方の意識の問題〟も大きな要因の一つと私は思っています。そして、それが本書を世に出すきっかけでもあるのです。

意識を変えること——具体的には「〝病院・医師頼みの医療〟からの脱却」です。そして、〝医師主導の医療〟から、あなたたち〝患者さん主導の医療〟になることが、現状を打破する方策の一つだと私は考えています。

それが、結果的に読者の皆さんの健康につながれば、私にとって望外の幸せです。

平成二一年五月吉日　　今　充

もくじ

2章

ロートル医の考え――〝こころ〟と〝からだ〟

3章 病気について考えましょう

ロートル医の経験――

4章 患者自身の意識を変えるために

―ロートル医の試み―

5章 ロートル医からの提案――“賢い患者”になろう！

カバーデザイン:フロッグキングスタジオ

1章

ロートル医の提言――

ココがおかしい！ 今の医療

流行りすぎている医師は問題？

私の知っているある病院では、朝の六時ごろから診察待ちの行列ができます。そして八時半から診察が始まり、夜の一〇時過ぎまでかかることがあるそうです。患者数は一日平均約三〇〇人。

一人あたりの診察時間を計算すると、総診察時間一三時間半（八一〇分）を三〇〇で割ります。すると、単純計算上では一人あたり二・七分。しかし、医師だって人間ですから食事の時間が必要ですし、集中力を保つために休憩時間も取らなければなりません。すると患者一人あたりの医師の診察時間は一分、下手をすると一分未満になってしまうかもしれないのです。これでは、実際の診察は、ほとんど看護師が患者さんを右から左へ流しているだけではないでしょうか。そういう現状でいい治療ができるはずがないと、私は考えざるを得ません。

確かにその医師は、多くの患者から信頼される素晴らしい医師かも知れません。しかし、その医師は決められた医療の手順で患者を診ているわけではないのです。
その一方で、公立病院の医師は一般に不親切と言われます。なぜかと言えば、総じて忙しいというのもあるのですが、医師の裁量で「患者さんに迎合したご機嫌取りの医療」を行うことができず、どうしても無機質になりがちな本質的医療をせざる得ないからです。

これは公立病院の医師にありがちな例ですが、患者さんから「注射してください」と言われたとき、この医師はその必要はないと診断しました。ところが、忙しさにかまけてつい「あんたには注射は要らないよ！」という言い方をしてしまいました。そんな言い方をされた患者さんは、二度とその病院に行くことはないでしょう。

逆に開業医によっては、患者さんが多いほうがいいから、そんな患者さんに対して、本来であればする必要がないと思われる注射をする医師もいるのです。そうすれば、注射を望む患者さんも喜ぶし、医師のほうにだって患者が増え、経済的にも有利になるので、注射をしない理由はなくなります。

一見いいことずくめですが、何か一番大切なことが忘れられてはいませんでしょうか。詳しくは次項で説明します。

医師のホンネ

私たち医師が読んでいる教科書には、こんなことが書いてあります。

「生活習慣病と診断したら、少なくとも三ヶ月はその人の生活習慣を指導しなさい」

どこにも「すぐ薬を出しなさい」とは書いていないのです。しかし、多くの医師が、生活習慣病と診断した患者さんに多くの薬を処方している現実があります。

その理由は、患者である皆さんが薬を飲まなければ安心できないし、注射もしなければ病院に行った甲斐がないと思ってしまうからです。

医師からしてみれば、言われるがままに薬を出せば、患者さんも安心してくれるし、いい医師と評価してくれるしといいことずくめですから、基本的に断る理由はどこにもありません。ただし、患者さん自身のこと、病気のことを真摯に考えている医師は別と思いますが。

例えば高血圧の患者さんの場合、医師に「あなたは血圧高いから」と診断されて、ただちに「はい」って薬出されたり、注射してもらえば安心するでしょう。

ところが、「あなたは〇〇の生活習慣が悪いから、まずこれらを直しましょう」とアドバイスするだけで薬を処方しない、注射もしない医師がいたとします。すると、患者さんの多くは「薬を飲まないで高血圧が治るのか？」「注射も打たないで治るのか？」と、とても不安になるのです。患者さんのことを真摯に思っている医師は、十分な説明で患者さんを不安にさせないものですが、ここはあくまで例ですし、一般の患者さんの反応だと思ってください。

さてその結果、患者さんは、薬を出して、注射してくれる医師のほうを選んでしまうのです。

だから私は、そのようにすぐに薬を出す医師にも問題はありますが、患者さんにも問題があると思います。まず、その患者さんの生活習慣の是正を指導してくれる医師は敬遠され、直ちに薬を出してくれる医師を選んで行っているのは患者さん自身なのですから。

医師の立場にたってみましょう。医師だって大方の患者さんのそういった反応はわかりきっています。ですから、この患者さんに再び来てもらうためには薬を出すでしょう。患者さんが来なければ病院自体がやっていけないわけですから。

逆に言えば、皆さんがそういう医師を選ばずその病院に行かなくなれば、そういう医師はいなくなるということです。患者さんである皆さん自身が利口になることが、患者さんのことをよく考える医師が増える近道であると、私は信じています。

ともかく、皆さんの医師選び、医療レベルが上がらない限り、いつまでたっても患者の気に入るような治療をしてくれる医師が「一番いい医師、名医」なのです。

薬が捨てられている

患者さんの意識改革でそんなに困難でなく解決できる問題として、まず「投薬の破棄」について考えてみたいと思います。

貴重なお金を払って頂いた薬を破棄している患者さんが、思いの外多いことに驚いています。

薬に限らず、この地球上で無から有は生じないのはどなたでも理解していることです。とくに薬が患者さんの手に入るまでにどんなに貴重な資源、労力やお金が費やされているか、患者さん一人ひとりよく考えて頂きたいと思います。私の所に来た相談者の中にも薬を捨てているという方がいたので、私は「捨てるのはもったいないから取りあえず保管しておいたら」と告げました。

すると半年後には、服用しない薬がダンボール箱二箱になったとのこと。「何故薬が余っていることを担当医に伝えないのか」と問うと、「担当医に言えば怒られるから」と言います。

薬が服用忘れで余っているのなら、正直に担当医に告げるべきです。

薬の飲み忘れの実態として、薬を忘れて服用しなくても、患者さん自身に何の変化も見られないから、つい忘れることが多くなるのでしょう。その一方で、医療側は服用していると思っているので、その薬が効果を発揮して好結果を得ていると判断しています。医療側と患者側との単なるコミュニケーション不足のための出来事ですが、これは極めて重要なことです。

この問題を解決するために……と言っても、まずは患者さんが薬が余っていることを担当医に正直に伝えることが大前提なのですが。

患者さんが服用してないことを医師に告げた場合、医師は服用しない場合のメリット、デメリットをよく説明する必要があります。説明がないのなら患者さんから聞いてください。その上で、患者さんがシッカリと納得した結果服用を望まないなら、どうせ破棄されるのですから投薬を中止すべきだと思います。その結果起きる問題についての云々は、医療側の問題でなく患者さんの側にあるのは当然です。

ただ、投薬されたものを服用しないで何らかの愁訴（身体の異常などの訴え）が出て来るのであれば、患者さんは忘れるはずがないのではとも考えられます。


【実例】

八五歳の男性相談者（S・Aさん）です。現役時代は保健所の技師でした。二〇年ほど前から高血圧症と糖尿病の投薬を受けていました。「高血圧の薬はまだ飲まなくてはいけないのでしょうか？」という相談です。

血圧は毎朝夕に計って記録しており、見ましたところ一三〇～八五前後でした。何の心配もない血圧であることを告げました。ところが、実は薬をずっと飲まないで捨てていたとのことです。そこで私は、担当医に血圧の記録をみせて、薬は飲んでなかったのでいらないのではと相談してみるように告げました。

S・Aさんがその通りにしたところ、主治医は、血圧はいつ上がるか分からないからと、また薬を処方しました。それを受けて、S・Aさんは近くの別の医院から糖尿病の薬だけをもらうことにしたそうです。それから五年経った現在、S・Aさんは九二歳で毎朝ハツラツと元気に散歩をし、生け垣の手入れや、命綱をつけて屋根の雪下ろしまでしています。

これは特別な例と思われるかも知れませんが、薬を捨てている患者さんは結構います。患者さんは薬を服用してないことを担当医に正直に告げて相談すべきです。薬を服用するか、しないかは患者さんの決めることですが、薬を破棄するという無駄で無意味なことは止めなければなりません。患者さんと担当医のコミュニケーションがシッカリでき、〝こころ〟が通いさえすれば直ちに解決する問題です。

医療側を怖がらず、遠慮せず、率直に相談してみましょう。

薬がダブっている

薬が余ってしまう原因として、こんなことも考えられます。

高齢者の医療の特徴は「多病、多医、多薬」です。

皆さん、薬をどれだけ飲んでいますか？　私の知っている中には、一日一五種類も飲んでいる人がいます。これは極端な例にしても、一日にそれに近い数の薬を飲んでいる人はまだまだたくさんいると思います。

実際のところ、あんまり多くの種類の薬を飲んでも、効果が相殺されたり、相乗作用を起こすことが多いようです。また、仮に効いたとしても、どの薬が効いたのかもわかりません。どちらにしても、薬は数多く飲んであまりいいことはないようです。

このような事態を招いた原因として、以下のことが考えられます。

皆さんの中にも、科を問わず複数の病院をはしごしている人は多いと思います。例えばAとBという病院をはしごしていたとして、Aの医師にはBに行っていると言わないし、Ｂの医師にはＡに診てもらっているとは言わないのです。

Ａの医師もＢの医師もそんなことは知りませんから、同じ効用の薬をダブって処方したりすることが多いのです。名前が違うからと安心してはいけません。薬の名前は違うけど同じ薬効というケースが、実は覚えきれないほどたくさんあるのです。

ですから、複数の病名で病院をはしごしていたとしても、例えば腰痛で整形、胃潰瘍で内科に通院しているのであれば、内科の先生には「整形に行ってこんな薬を飲んでいます」、整形の先生には「胃潰瘍でこんな薬を飲んでいます」とそれぞれ教えなければダメなのです。せっかくの薬が「薬害のためにだけ服用している」ということになりかねません。

最近は、処方箋を記録しておくことができる「お薬手帳」という便利なものがあるので、利用するといいでしょう。

たかがガーゼ一枚、されどガーゼ一枚

　ある日の新聞に、某大学病院で「手術中に体内に忘れたガーゼが、一〇年くらい経ってから見つかった」という記事がありました。

　私もかつて、手術中に体内で二〇年経ったガーゼを見つけたことがあります。しかし、患者さんとよく相談し、ガーゼ除去の手術も特別な問題なく済み、なんの騒ぎにもなりませんでした。

　読者の皆さんは驚かれるかもしれませんが、医療の現場で、手術中体内にガーゼを置き忘れることは希有なことではありません。細心の注意を払っていても、一〇〇〇～一五〇〇件に一件の割合で起こるといわれています。ただ、医療側もただ手をこまねいているわけではなく、それ相応の対策を立てています。

　まず第一に、使ったガーゼを一枚一枚全部数えます。例えば一〇枚一束のガーゼがあります。この束を一〇個使ったとします。その場合、全部で一〇〇枚使ったわけで

すから、ガーゼが一〇〇枚あるか調べるのです。

さらに、もう一つの対策として、手術中にX線に映るよう工夫をしたガーゼを使うようになりました。このおかげで、ガーゼ忘れはかなり減少していると聞きます。

これらの対策について、もちろん事故が減少しているのはいいことなのですが、私としては手放しで歓迎できないところがあります。

X線に映るガーゼについては、ガーゼを確認するためだけに、閉腹後に本来する必要のないX線撮影をする必要があります。

また、手術終了までのガーゼカウントについてはもっと深刻です。特に複雑な手術をすれば出血も多く、ガーゼも一〇〇〇枚どころかそれ以上も使うことになります。そうなれば、なかなかガーゼの数が合わないことも出てきます。ガーゼの数が合わなければ、合うまで閉腹できません。例えば一〇時間で終わる手術が、ガーゼの数合わせのために一時間くらいは延びることだってあるのです。この場合、ただでさえ大手術で患者さんの負担が大きいのに、さらに負担をかけてしまうことになります。
それだけでなく、ガーゼを数える人の人件費といった経費も増えるので、患者さんの立場から見ると、経済的負担も大きくなってしまうのです。

人間にはホメオスタシス（恒常性＝例えば体温や血液量などといった身体の状態を一定に保とうとする働き）という素晴らしい防御機構があって、体内の異物が身体に悪さをしないように石灰化して全部覆ってくれるのです。体内に置き忘れたガーゼも、ほとんどが石灰化され、人体にとって障害となることはめったにありません。

では、なぜガーゼが発見されるかというと、たまたまX線写真に写っていたとか、別件の開腹手術のついでに出てきたケースなどがほとんどで、それが原因による体調不良といったケースは極めて稀です。ガーゼが体内にあることも知らず、生涯を過ごすこともあるくらいです。

医療ほど不確実性でリスクの高いものはありませんので、断言することはできませんが、ガーゼを置き忘れたからといって、直ちに死に至る問題はまず起きません。それよりも、私は手術中、麻酔時間、手術時間が長くなることによる患者さんの負担が大きくなることのほうを心配しています。こちらは、場合によっては命に関わるのですから。

ガーゼは異物ですから、発見されたときに患者さんが「とってくれ」と言えば、とらないわけには行きません。また、あくまでも「あってはならないこと」ですから、実際に忘れたことがわかれば、しかるべき対応もしなければならないでしょう。

しかしその一方で、「マスコミなどがテレビ画面や新聞紙面を賑わすほどの大騒ぎをするほどのことではないのではないか?」「そのおかげで、患者さんがしなくてもいい負担を強いられているのではないか?」……そう、私は愚考したりしているのです。

人工透析は要注意

今やわが国は世界一の透析国になっています。現在二五万人以上の患者さんが週に三回の血液透析治療を受け、毎年一万人以上の透析者が増えているとのことです。

その主な原因として、生活習慣病の糖尿病や高血圧症が挙げられます。とくに糖尿病患者さんによる透析が飛躍的に増えています。言うまでもなく、糖尿病の怖いところはしっかりした自己管理と治療を受けておかないと、いろいろな合併症を起こすことです。とくに厄介なのが「三大合併症」、失明の危険を伴う糖尿病性網膜症、末梢神経系や自律神経系が損なわれる糖尿病性神経障害、そして本項のテーマ人工透析の適応になりうる糖尿病性腎症です。

ご承知のように、腎臓は体内で食物を栄養として使った後に出る老廃物を排泄したり、人体を構成している細胞が生きていくための環境（内部環境）を一定にするなど、人体にとってなくてはならぬ臓器です。

糖尿病性腎症は糖尿病が発見されてから、血糖コントロールがきちんとできてないと一〇～二〇年経過するとタンパク尿が出てきます。そしてタンパク尿が出はじめてから数年後には血清クレアチニンが上がってきて腎機能障害がさらに悪化してきます。つまり、飛躍的に増えている糖尿病性腎症による人工透析を減らすには血糖コントロールを確実にし、糖尿病の悪化をできるだけ防ぐことです。

糖尿病には大きく分けて先天的と後天的なものがあります。わが国に増えているのは後天的なもので、患者さん自身の日々の食生活の乱れや運動不足などのツケが回ってきて発病し、悪化してきます。

それを防ぐには生活習慣の自己管理をきちんとさえすればよいのですが、実際は「言うは易く、行うは難し」でしょうか。

糖尿病性腎症による慢性腎不全に対しては、透析導入基準（厚生省科学研究・腎不全医療研究班１９９１）が定められています。その基準に従うのが一般的であり、一番無難なことだとも思います。しかし、基準はあくまでも一般的なものであり、医療は個々人に最適なものは何かによって適応を決めることがベターです。透析は早く始めれば始めるほど安全であるかも知れませんが、物事すべてに寿命があるように人工透析も例外でなく寿命があります。

人工透析の副作用について、医学大事典には次のように書かれています。

透析療法の合併症として、①【循環器系】心不全、心筋梗塞、狭心症、不整脈、心嚢炎、動脈硬化、高血圧、低血圧②【貧血】腎性貧血、鉄欠乏性貧血③血小板機能障害④消化性潰瘍・消化管出血⑤【肝炎】B型、C型⑥肺水腫、肺感染症⑦後天性腎嚢胞、腎⑧【骨・カルシウム・リン代謝障害】繊維性骨炎、骨軟化症、骨粗鬆症、異所性石灰化、高リン血症⑨透析アミロイド症、手根管症候群、関節滑膜炎、嚢胞性病変、破壊性骨髄関節症、ミオパチー⑩免疫不全⑪【感染症】結核、真菌感染症、帯状疱疹⑫皮膚掻痒症、色素沈着⑬シャント閉塞、スチール症候群、シャント部動・静脈瘤、シャント部感染⑭【CAPD

合併症】腹膜炎、カテーテル出口部・トンネル感染、注排液不良・腹膜機能低下、硬化性被包性腹膜炎⑮【透析中の合併症】不均衡症候群、悪寒発熱、血圧上昇、血圧低下などが挙げられています。

「医学大事典」(医学書院)より

このように人工透析には覚えきれないほど副作用があるのです。

私のところにも、人工透析を受けている患者さんが何人も相談に来ます。人工透析をすると、そのあと、一晩くらいはすごく苦しいそうです。次の朝になれば元気になるそうですが、そんなに苦しいなら、「やらないほうがいいのでは」と私は思うのです。その一方で、「でもやらなければ死んでしまう」「簡単に言うな」と思われる方も多いことでしょう。

いま、人工透析を受けているほとんどの人は、週に三回実施しています。しかし、昔は普通の慢性腎不全だったら、多くて週二回だったのです。その代わり厳しい食事制限をしていました。

いま、大方週三回になっているのは、ほとんど食事制限をしないからなのです。

そして、患者さん本人もそのほうが都合がいいことが多いからです。私のところに相談に来たある患者さんに、「そんなに苦しいんだったら、食事制限をして週二回にしてもらったらどうですか」と言いました。そのほうが医療費の節約にもなるし、本人も楽だろうと思ったからです。

ところが、その患者さんはこう言ったのです。

「食事制限するくらいなら、人工透析のほうがよっぽどマシです」

前述の通り、人工透析の開始を遅らせれば、その分寿命は延びると言われています。自律し、食事制限ができれば、透析自体の回数も減らせる可能性も大きいのです。もちろん、医療費の節約にもなりますし、副作用のリスクも当然低くなります。

少しでも健やかな延命を望むなら、可能な限り人工透析に頼らずに食事制限などでコントロールしたほうが延命効果が大きいと思うのですが、食欲を満足させるほうがよいという考え方もあり、価値観の多様化した現在、なかなか難しい問題です。

無意味な胃瘻造設

まず胃瘻（いろう）とは何かを、一般の方に分かりやすく私なりに説明します。

人間も食事を摂らなければ生きていけません。そのために少なくとも口から食べた物が胃まで通過しなければなりません。しかし、その通り道の食道が狭くなったり、胃の入り口に腫瘍ができたりして食べた物などが通らなくなる（通過障害）ことがあります。そういうときに、人工的に胃に孔（こう）をあけ、カテーテルを通して体外から水分や食事、薬などをとり入れる仕組みが胃瘻です。

さて、胃瘻はどのようにして造るのでしょうか。今では経験者であれば内視鏡を用いて比較的簡単に造ることもできますが、元来は手術なので決して簡単ではなく、リスクを伴うものです。

まず、胃に孔をあけなければなりません。胃は腹の中（腹腔）にあるので、孔をあければ食べたものが腹腔にもれます。食べなければもれるものがないと思いがちですが、そうではありません。唾液（一日に約八〇〇ミリリットル）や胃液（一日に約一八〇〇ミリリットル）がいつも分泌されているので、それがもれるだけでも直ちに急性腹膜炎になります。急性腹膜炎は、今でも生命の予後を心配しなければならない大変な病気です。そうならないように、胃にあけた孔のところと腹壁を癒着させ、胃の内容物が腹腔内にもれないようします。その上で体表と胃とのつながった孔からカテーテルを通すことで、食べ物を入れることが可能となるのです。

口から食べ物を摂らずとも胃瘻から入れることができますので、栄養補給の意味では管理さえ上手くやれば問題はありません。しかし、その管理も簡単なようで容易ではなく、また胃瘻からの食物の注入は、直接胃内に入るので味もなければ生理的な満腹感も出て来ないのです。

にもかかわらず、通過障害のないのにいくら勧めても食べない（食思不振）、食べさせるのに時間がかかるや誤飲をして咳き込むなどの理由で、現状は安易に胃瘻が造られている嫌いがあります。

ところで、「無意味な胃瘻」とはどういうことでしょうか。医師免許証のある医師が造った胃瘻に無意味なものはないとも考えられます。「無意味とは」前述した如く、胃瘻造設の適応条件がありますので、それに該当しないことが一般的な解釈になると思えます。

しかし、高齢になり生への執着が薄れていくと食欲もなくなり、特別に空腹感も出ず、食欲も出ないとも思考されます。そのプロセスを未だ経験してないお子さんやお孫さんたちは、とにかく食事をしてもらわねばと、医師からの胃瘻造設の説明に同意するのでしょう。肝要なことは通過障害がないのですから、まず食欲を呼び戻す治療をしてもらいたいものです。「食事を摂らない」「食事に時間がかかり苦労する」などといった理由で胃瘻を造るという考え方には、疑問符を付けざるをえません。

私は少なからず胃瘻についての相談を受けますので、その一例を紹介します。

【実例】

九三歳の少し認知症気味のおばあちゃんについて、看護師であるお孫さんの一人からの相談です。

少しお腹がニガニガするというので近くの医院を訪れました。医院では貧血があるので入院ということでした。ところが、在宅中はそれなりに食事を摂っていたおばあちゃんが、入院したとたん水は飲むものの食事を一切口にしなくなりました。医師からは胃瘻を造らねばと言われたとのことです。大阪から駆けつけたそのおばあちゃんの妹さん一人のみが強く賛成するので、どういうものかとの相談でした。

私は、まず水分は経口摂取でき、嘔吐しないので通過障害がないと判断できるし、しかもおばあちゃんは常日頃「長生きし過ぎた。周りの方々にこれ以上厄介をかけたくない」というのが口癖とのことなので、この際はおばあちゃんの心中を慮(おもんばか)り、食べたいときに、好きなものを食べさせるのが胃瘻を造るよりベターと思うことを告げました。

お孫さんは、結局胃瘻を作らない決断をし、おばあちゃんは在宅でそのままお亡くなりになりました。胃瘻を造らずに、食べたいときに好きなものを少しでも摂りながら、家族の皆さんに見守られて黄泉へと旅立たれたおばあちゃんは、幸せな人生の最期を迎えられたものと信じられます。

つくられた寝たきり高齢者

国から「寝たきりゼロの一〇ヶ条」のキャンペーンが発せられてから早や一五年余が過ぎました。それなりに色々と成果が報告されていますが、私の見聞する限り「寝たきり高齢者」は結構目立ちます。しかもそれは所謂「寝たまま、寝かしきり高齢者」で、人為的に作られたものと判断されることが多いのです。

ちなみに、欧米では「寝たきり高齢者」といわれるお年寄りはゼロに近いそうです。

事実、私が平成一八（二〇〇六）年に南フランスの老人ホーム数カ所を見学したときも、ベッドに寝たきりの方は見かけず、車いすでそれぞれの場所でみなさんの輪の一員として参加していました。それは体が動かなくとも昼間はベッドから離れ、いすに座って生活する習慣が大いに関係しているのかとも思われます。

その一方で、日本の「寝たきり高齢者」の九〇パーセントは、実際は起きて生活できるという調査まであります。

つまり、わが国でのお年寄り孝行とは早く隠居させ、仕事をさせない、何でもしてあげ、楽をさせてあげるという文化に端を発し、加齢を重ねることによるお年寄りの心身の支障（これを病気とするかどうかは本人と周りの方の考え方です）に対して安静第一と、至れり尽くせり何事もすべてやってあげるのがベストとの考えがあるからでしょう。

私が自分の最終講義のキーワードとしたほど心にとめている言葉に、医学部一年（現行四年）のときに病理学のＳ教授から学んだ「労作性肥大、廃用性萎縮」（心身は懸命に使うことにより発達し、使わなければ直ちに縮んで機能が衰え、役に立たなくなる）というのがあります。健やかであるために最も大事なことは「動く」ことです。動かなければ身体は衰えます。私が日頃提唱している「一動一進、一休一退」（身体は動くことで発達し、休むことで衰える）という言葉は、ここから来ているのです。

人は、一日寝たきりだと筋肉の力は三パーセント衰え、一〇日寝ると三分の一が失われると言われます。お年寄りになればなるほど、衰えのスピードは加速され顕著になります。ご承知のように、例えば、お年寄りが大腿骨頸部骨折で入院し治療を受け、「治癒しました」と医師に言われた時点ではもう起きあがれなくなっているか、よくても車いすの生活となるのは当たり前となってしまいます。

人は一般に、痛いことは嫌で、苦しいこと、辛いことはできるだけ避け、安易で楽なことを求めるものだから、よほどの人生目標を持たないと廃用性萎縮の道を選んでしまうのかも知れません。しかし、介護保健法一つをとってみても、自立した日常生活を営むことができるよう必要な種々の給付をするとなっています。やってあげること自体が自立の道への最も大きな障壁であることを再認識しなければなりません。お年寄りの加齢による生理的機能の衰えを十分に理解し、まだ残っている能力、活力を十二分に引き出し、それをいかに日常生活の自立に役立たせるかが介護の全てです。

人間が人間らしく生きる、すなわちＡＤＬ（Activities of Daily Living ＝日常生活動作と訳すが、精神的な意味も含め日常生活行為と訳したほうがよいとする考えもある）を少しでも高く、良く生きるには「寝たきり」では何も生まれてきません。

介護の三大要点は、①「そばにいる」②「目を離さない」③「本当に必要なこと以外は手を出さない（これが面倒）」です。ひとことで言うと「見守り」であり、これを実行するには時間を要すだけでなくマンパワー不足もあり、非常に難しいのが現状です。「言うは易く、行うは難し」ですが、なんとか知恵を絞り頑張らねば、「つくられた寝たきり」は増える一方です。至難の業かも知れませんが、ご当人にやる気、意欲さえ起こさせれば不可能と思われているものが可能になると私は信じています。

「やらない、やらせない（安静）」ことこそ「つくられた寝たきり」への近道であり、いかに「動くか、動かすか」は「つくられた寝たきり」ゼロへの最短距離です。熱情をもって泥臭く（個々人にあわせた、柔軟な対処）、お年寄りから学び「つくられた寝たきり」ゼロを目指して前進しましょう。

介護を上手くやる指導書など種々、色々出ています。例えば「介護が上手くなるための10ヶ条」（三好春樹著、関西出版）は、生きた介護の実践のために一読すべき本の一冊でしょう。

自分の平熱を知っておこう

この間、毎朝やっているＮＨＫ第一ラジオの「健康の時間」で、「小児の健康」についての放送をしていました。

そこでは、「今は、三九度の熱でも病院に連れて行かなくてもいい」と言っていました。もちろん、吐くとか、いつもより元気がないとか、全然ものを食べないといったような症状があったら病院に連れて行かなければダメです。ですが、普段とほとんど変わりない様子で、体温だけが三九度だったら、「自分の家で経過を見なさい」と教えていました。

私はそれを聞いて、「本人が主治医、医師は助っ人」を思いました。子供ですからお母さんが注意深く「症状を見ながら」経過を見る知識を持たなければなりませんが、私は医師を安易に訪れるよりはいろいろな意味で得策だと思います。

また、最近は四〇度でも「むりやり熱を下げるな」と指導されることもあるようです。

特別なことがなければ、人間に備わっているホメオスタシスによって、上がった熱は下がります。四〇度だって様子を見たっていいですよ。熱を無理して下げなくてもいいですよということです。

しかし、一般的にはまだまだ、三八度だったらもちろん、三七度でもすぐに熱を下げてしまうようです。自分の平熱だってよくわかっていない人がほとんどですが。基礎体温を付けている女性は例外としても。

ですから、朝昼晩一年に一回でいいから自分の健康なときの体温を測っておいて、それを平熱として覚えておけばいいのです。季節でも多少は変わると思いますけど、そんなに大きく変わらないはずです。例えば、平熱が三五度の人がいるかも知れないし、三七度に近い人がいるかも知れません。人それぞれです。

そして、自分の健康なときの体温は、朝は何度くらい、昼は、夜はと覚えておけば、体調不良のときなど、まず体温を測ってみれば熱がどのくらい上がっているかどうかすぐわかるわけです。

通常でも、朝晩の体温差が一度以内であれば、正常と考えられています。

基準値から外れても……

あまりにもご高名な日野原重明先生という九〇歳を超えてまだ現役バリバリな医師がいらっしゃるのですが、その方が著書で、ある三つの道具を指して「三種の神器」と書いており、びっくりしました。私もずっと前から同じものを「医師いらずの三種の神器」と言っていたものですから。

それは「血圧計」「体温計」「体重計」のことです。

「血圧計」で自分の健康なときの最高血圧、最低血圧を調べておき、「体温計」で健康なときの体温を知っておく。そして「体重計」で自分の体重を測っておくのです。しかし、なぜこれで医師いらずかわからない方も多いと思います。ですので、もう少しお付き合いください。

例えば、「熱があるみたいなのですけれど……」と病院に来たのはいいですが、医師から「あなたの平熱はいくらですか？」と聞かれても、誰もわかりません。それでは、医師だって熱がいくら上がっているのかわからないでしょう。その場合、医師は一般的な「基準値」というものを参考にするしかないのです。

その「基準値とはなんぞや」ということになりますが、これは統計学の話になってしまいます。本題から外れるところで難しい話をするのは本意ではないので、簡単に済ませます。

基準値とは、正常であるとされる人の九五パーセント、異常とされる五パーセントの人が含まれる数値です。統計の苦手な私ですが、次の点についてお話ししましょう。まず、統計の母集団の数です。症状によっては、せいぜい健康だと思われる人の二〇〇〇人くらいしか調べてないのではないかと思われます。二〇〇〇人のうち、男女に分けたらそれぞれ半分の一〇〇〇人です。それを年齢別に二群に分けたら、五〇〇人くらいしか調べてないことになります。統計の精度は母集団の数に比例しますから、この程度の母集団では統計の精度はあまり期待できないでしょう。

そして、もう一つの問題が、「九五パーセント」という数字です。つまり残りの五パーセントの人は、最初から正常なのにもかかわらず、異常扱いされているかも知れないのです。逆に本当は異常なのに、数値が基準値に入っているが故に正常と診断される危険も意味します。

「基準値内にある異常」「基準値外にある正常」……これがあることをぜひ覚えておいてください。

ここで、やっと「三種の神器」に話が戻ります。三種の神器で日常的に自分の健康時の数値を測っている人は、仮に自分の数値が基準値から外れていても慌てる必要がないのです。また、数値が基準値以内だからといって、調子が悪いのを放置してはいけません。三種の神器が医師いらずになりうる大きな理由です。

だから、たとえ基準値から外れたからって、大騒ぎしてはダメですからね。大切なのは「自分の普段の数値がどうか」をしっかり知っておくことです。その数値が異常かどうかを判断できるのは、まず自分自身よりないのです。

コレステロール値が高いほうが長生きできる？

いま、「総コレステロール」の数値が問題になっています。読者の皆さんの中にも、医師に「総コレステロール値が高い」と言われて、薬を飲んでいる人がいるのではないでしょうか？

ところで、「総コレステロール値がいま規定されている基準値より高いほうが長生きする」という報告があるのをご存じですか？

現在、総コレステロールの一般的な基準値の上限は二二〇（ミリグラム／デシリットル）です。それを二四〇くらいにしてはどうかという意見もあります。日進月歩の医療界のことですから、基準値が変わるというのは当然のことです。いかに医療というのはいい加減（＝不確実性）かとも言えるでしょう。

私は、いま健康診断を手伝っています。現在の基準値はあくまでも二二〇ですから、極端な例を挙げると、例えば二二一という数値が出たら、私たちは「異常」と判断しなければならないわけです。

そういう人に、私は「たった一多いだけなんだから、測る度に違うかもしれません。

この程度なら誤差の範囲と思っても問題ないと思います。ましてや、基準値が二四〇でもよいという学問もありますから、少し注意して様子を見てください」と言うようにしています。

それだけではありません。総コレステロールは善玉と悪玉をプラスしたものです。比重の低いＬＤＬが悪玉で、比重の高いＨＤＬが善玉です。

ＨＤＬ（善玉）の基準値は四〇以上、ＬＤＬ（悪玉）は一六〇以下です。

例えば、総コレステロール値が二三〇になったとします。そのうちＨＤＬが八〇であれば、ＬＤＬは一五〇と、基準値の一六〇より低くなります。総コレステロール値は高いですが、善玉分で高くなったので、問題がないということです。

ですから、もし皆さんが「総コレステロールが高い」と言われたら、まずＨＤＬ（またはＬＤＬ）の値を調べてもらうことです。そして、総コレステロール値からＨＤＬ値をマイナスした値（またはＬＤＬの値）が一六〇以下であればまず心配ないということです。そしてＨＤＬの数値が高いようなら、「善玉コレステロールが高いので、総コレステロールが高くても問題ないな」と思ってください。

HDLというのは、血管にいろいろたまるカスを溶かすほうのコレステロールなのです。高値であるほど動脈硬化になりにくいのですから、通常は高くても何の問題もありません。それを単に「総コレステロールが高い」って騒ぐのは滑稽なことと思います。

しかし、もちろんLDLが一六〇以上で体調が悪い人は、生活習慣病の典型例と思います。対処法としては、まず生活習慣の改善を図り、ともかく体重を減らすことです。

基準値は変化するものである

最近、やっと「基準値自体を見直そう」という動きが出てきました。

東海大学医学部の大櫛陽一教授は、「検査の適正値は性別や年齢によって異なる。

高齢者に若い人と同じ基準値を適用すると、異常と判定される人が増えるなど問題が大きい」と、年齢に応じて変動する新しい基準値を提唱しています。

例えば、コレステロール値について、日本動脈硬化学会の基準では、性別や年齢など全く関係なく一律に、総コレステロール値二二〇（ミリグラム／デシリットル）以上が高コレステロール血症とされます。これに対し、大櫛教授は、高コレステロールの心筋梗塞へのリスクは若い人ほど高い」として、二〇代前半の男性を二一〇に設定、それ以降年齢が上がるに従って少しずつ増えていき、四〇歳以上の男性ははすべて二六〇以上としています。女性についてもほぼ同様の数値ですが、四〇代後半は二七〇以上、五〇代以上は二八〇以上となっています。

血糖値の新基準は、若い女性の糖尿病に着目。二〇～三九歳の女性一六〇人に対する実験の結果、これまでの一一〇未満に対し、一〇〇未満まで引き下げることを提唱しています。

肥満については、日本肥満学会で男女ともにＢＭＩ二五以上を肥満としていますが、大櫛教授は「中高年は小太りのほうが長生きできる」と、「上限値」と「目標値」の二種類の基準を設定。上限値を超えた方は精密検査、目標値を超えた方は経過観察とのことです。

血圧についても、男女別に「上限値」と「目標値」を設定、上限値を超えたら薬物療法、目標値を超えたら運動や食事の改善を行うとのことです。

確かに、老若男女問わず数値が同じ基準値というのは不自然ですし、こういう動きは起きるべくして起きたと感じています。

リビング・ウイルと命の質

生物の一員である人間には、必ずいずれ死が訪れます。それが自然の摂理です。ですから如何に不老長寿を希求し、不老不死を熱望しても、この地球の寿命が果てぬまでにはそのことは不可能と私は信じています。

そこで例外なく訪れる生の終末をどのように迎えたいのか、迎えたらよいのか、それは人生最期の大きな課題です。

ところで、その患者さんの病気が末期であり、人生の終末であると何が決めるのでしょうか。これには社会、世間一般の文化の程度に大きく関与することは間違いありませんが、直接的には担当医の、あるいはその医療機関のレベルにも大きく左右されます。その選択によっては、助かる人も助からないで死亡することもありえます（医師選びが総てと言われる所以です）。

そんな中、死ぬ運命にある臨死の患者さんが、「生命は何より尊い」という大義名分の元に、多分これ以上ないという苦痛の伴う医療が施されているということをよく見聞します。

聞いた話ですが、アフリカのとある部族には寝たきりが一人もいないし、いるはずがないそうです。というのも、その部族では、寝床から起きあがれなくなった人には枕許に食事を運びますが、摂食の介助はせずそのままにしておくというのです。つまり、自力で食べられなくなれば、そのときが寿命の尽きたときというわけです。

ところが、我が国では摂食の介助はもちろん、チューブを使ってでも無理矢理栄養を与える医療が行われています。食べたくないものを、何故無理矢理体内に入れようとするのでしょうか。

その結果、その人にとって余分な栄養が与えられ、マクロファージ（大食細胞）が余分な栄養を懸命に処理するため炎症反応がおき、発熱し疼痛を伴います。そして、苦痛のあまり笑顔も作れず、この世に生を受けたことへの感謝の言葉もなくこの世を去っていくことになってしまうということです。

ここで、本項のテーマであるリビング・ウィル（Living Will、生前の意思）についてお話しする前に、尊厳死について簡単にご説明いたします。

尊厳死とは、患者自身の意志を尊重し無理な延命治療を打ち切ることで、生命に関わる決断のためそれぞれの立場から議論が行われており、現在の日本では法律で認められていません。

ただし、事前の患者自身による明確な意思表示があれば、実際に尊厳死の措置が行われることは可能で、そのための意思表示そのもの、またはそれを記録した遺言書などをリビング・ウィルといいます。

平成四（一九九二）年に日本医師会が尊厳死を肯定し、平成六（一九九四）年に日本学術会議は以下の三つを条件として、尊厳死を容認する見解を示しました。

①医学的にみて、患者が回復不能の状態に陥っていること。

②意思能力のある状態で、患者が尊厳死の希望を明らかにしているか、患者の意思を確認できない場合、近親者など信頼しうる人の証言に基づくこと。

③延命医療中止は、担当医が行うこと。

それとは別の動きとして、昭和五一（一九七六）年に産婦人科医であり、当時国会議員でもあった故・太田典礼氏を中心に作られたのが日本尊厳死協会です。尊厳死の考え方の普及と、尊厳死の法制化が現在の大きな会の目的となっており、私事で恐縮ですが、私たち夫婦も会員となっております。

日本尊厳死協会では、会員に尊厳死の宣言書（リビング・ウイル）を送付していま す。次のページに、宣言書のコピーを添付しておきます。

昨今では「死なない医療がいい医療」などと言われています。自分を患者の立場に置き換えるなら、物の判断もできず、生きているのか死んでいるのだかわからないような状態では、みなさん（社会）にご迷惑をかけるだけで生きている意味がないので死んだほうがましと考えます。

それに対し、ことの善し悪しは別として、人の命は金に換え得ない尊いもので、一日でも一分でも命を長らえなさいとの以前からの考え方の医師もいます。

しかし、「死なない医療」とは、必ずしもそのような医師の考え方だけではなく、あくまで患者さんとその家族の持つ「不老不死願望」との合作なのです。

尊厳死の宣言書（例）

この宣言書は、私の精神が健全な状態にある時に書いたものであります。
従って、私の精神が健全な状態にある時に私自身が破棄するか、又は撤回する旨の文書を作成しない限り有効であります。

①私の傷病が、現代の医学では不治の状態であり、既に死期が迫っていると診断された場合には徒に死期を引き延ばすための延命措置は一切おことわりいたします。

②但しこの場合、私の苦痛を和らげる処置は最大限に実施して下さい。
そのため、たとえば麻薬などの副作用で死ぬ時期が早まったとしても、一向にかまいません。

③私が数ケ月以上に渉って、いわゆる植物状態に陥った時は、一切の生命維持装置を取りやめて下さい。

以上、私の宣言による要望を忠実に果たしてくださった方々に深く感謝申し上げるとともに、その方々が私の要望に従って下さった行為一切の責任は私自身にあることを附記いたします。

平成　　年　　月　　日

フリガナ

氏　名　　　　　　　（印）　　年　　月　　日生

住　所

いま尊厳死は、法的に認められていません。ですから、仮にあなたが認知症になり正常な判断ができなくなった際に、もし医師から延命措置の提案があった場合、すべての家族がそうだとは限りませんが、家族の立場としては、「命ある限り……」と延命措置の希望をするのが大方の人情でしょう。もしあなたが延命措置を望まなかったとしても、あなたに決定能力がないと判断されれば、それは家族が決めないわけにはいきません。

ここで大事なのがリビング・ウイルです。これを事前に書いておいて、家族に渡してください。事前に意志を伝えておくのが重要です。遺言書のように封をして弁護士に預ける……というやり方もありますが、そこまでしなくても大丈夫でしょう。

最も肝心なことは、「どれだけ生きるのか」ではなく、「どう生きるのか」なのではないでしょうか？　これは後の話にもつながってくるのですが、「命の量」も大切ですが、「命の質」のほうがより大切なのだと、私は考えています。

しかし現代医療では、「命の質」の部分がすっぽり抜け落ちる場合が多すぎ、現代医療の大きな問題点の一つです。世の摂理から言っても不老不死はあり得ないし、不老長寿だってあり得ないのです。

認知症と向き合う

医学的に認知症という病名が使われるようになったのは平成一六（二〇〇四）年一二月からです。それまでは長年「痴呆」という言葉が使われていました。しかし、痴呆には「いったん個人が獲得した知的精神的能力が失われて、元に戻らない状態」とあります。このような言葉を病気で苦しんでいる患者さんに使うのは差別的で不適切でないかという声があがり、「痴呆」は「認知症」に変更されることになりました。

一般に、「ボケ」、「痴呆」、「認知症」、「アルツハイマー病」という言葉は同じような感覚で使われているような気がします。「ボケ」は「時差ボケ」、「連休ボケ」、「南方ボケ」なども使われますが、一方で老人性認知症（痴呆症）はボケと同じように使われ、アルツハイマー病は認知症の代名詞のようにも使われます。

人は年を重ねると、「物忘れ」、「ど忘れ」、「置き忘れ」が例外なく始まります。私は、これを高齢者の「三大物忘れ」と言って、長生きした証であり勲章と称しています。

しかし、正常な人の物忘れと認知症の物忘れとは違うのです。ごく初期の認知症との区別は難しく、それを見分ける目安は日常の生活や仕事に支障があるかどうかと言われています。例えば、今朝、ご飯で何を食べたかを具体的に詳細に思い出せないのは、正常な老化の範囲でなんら問題はないとされます。でも、朝食を食べたかどうか、それ自体を思い出せないのは明らかな記憶障害であり、認知症の疑いが高くなります。

認知症の初期症状は時間・場所が分からなくなることだとされています。一番簡単な質問は、「今日は○月○日ですか?」と「いまいる場所は?」です。特に認知症の患者さんは、今日の日付を理解するのが一番苦手だそうです。

また、認知症の初期には、よく抑うつ状態を示すと言われています。そのようなときには「うつ病」との鑑別がきわめて大事になります。抑うつ状態になった場合、よく「頭の中が空っぽになった。もう駄目だ」など訴えることが多いようで、このような言葉が目立つようになったら認知症の前触れかなと疑ってみて、経験豊かな専門医を訪れて診断してもらうことが肝要と思います。

正常と認知症の全くの違いは、私たちも認知症患者も、自分の考えでは正しく行動しているということですが、それが他人からみても正しいかどうかという、ただこの一点にあります。

認知症は大きく①アルツハイマー型②脳血管性③その他（レビー小体型など）に分類され、それぞれ大きく違います。①と②は同様に頻度の高いものとされてきましたが、診断学の進歩に伴って血管障害のみによる認知症は頻度の低いことが分かっています。

アルツハイマー型認知症は、認知症をきたす疾患の中で一番多い疾患です。その原因は不明ですが、脳内でさまざまな変化が起こり、脳の神経細胞が急激に減少、脳が萎縮して高度の知能低下や人格の崩壊がおこる認知症です。初期の症状は徐々に始まり、ゆっくり進行するもの忘れ症状で、古い記憶は良く保たれています。運動麻痺や歩行障害、失禁などの症状は初期にはみられません。ＣＴやＭＲなどの画像検査も正常かやや脳の萎縮が強いという程度です。

脳血管性認知症とは、脳の血管が詰まったり破れたりすることで、その部分の脳の働きが悪くなり認知症になることです。障害を受けない別の場所の能力は比較的大丈夫で、まだらに低下して記憶障害はひどくても人格や判断力は保たれていることが多いのが特徴です。大部分は多発性脳梗塞が原因で、段階的に悪化することが多く、大梗塞や重要な部位の小梗塞で突然発症することもあります。病変部位によって症状は多彩ですが、初期から歩行障害、運動麻痺、尿失禁などを示すことが多く、動脈硬化の危険因子（高血圧、糖尿病、高脂血症、喫煙など）、心房細動などが原因とされています。

認知症の治療法は確立されていませんが、薬物療法によって進行をできるだけ抑制しながら心理社会的治療を積極的に行うことで、残された認知機能を維持し、認知症の人のＱＯＬ（生活の質）を低下させないケアが主体とされます。

アルツハイマー型の薬は、平成一一（一九九九）年にわが国で初めて承認されました。本症の進行抑制には効果が期待されています。将来的には、アルツハイマー型の脳に出現する老人斑や神経原繊維変化の形成を予防したり抑制する薬物の開発が期待されていますが、いまだ具体的な薬物の発見に至っていません。

脳血管障害性認知症の治療法も確立されていません。しかし、本症は血管障害による認知機能障害なので、原因療法はある程度可能とされています。病的過程の進行阻止あるいは遅らせることで脳血管障害再発の予防を、そして精神症状や問題行動の改善を図ることが行われています。

緩和医療の現状

一般に、心や体の苦しみやつらさ、痛みから逃れ、楽をして安易に暮らしたいという人間の思いが、文明、文化を発達させてきたと言われています。手術一つをみても、気管内挿管による全身麻酔の発達していなかった時代では、「ゲンコツ麻酔」といって、患者さんに痛いのを耐えてもらい、阿鼻叫喚の中手術台に抑えられ、局部麻酔で開胸術や開腹術が、私が医師の駆け出し時代の昭和三〇年代でも行われていました（弘前大学医学部で麻酔科が創設されたのは昭和四〇（一九六五）年）。

緩和医療（パリアテイブ・ケア）は、当初末期がん患者さんの治癒や延命でなく、疼痛をとるためにホスピスでターミナルケアとして行われて来ました。現在はＷＨＯの定義で「慢性疾患の診断初期から終末に至るまで、あらゆる苦痛をとるためにある。慢性疾患とはがんが一番多い。また苦痛には便秘なども含まれる」とあります。医療の全ての現場で、苦痛からの解除を行うということです。

私が最初にホスピスの講演を聴いたのは昭和四〇年代の後半です。

点滴などで寝たきりの女性に、医師ががん末期であることを告げました。その女性は、先の見えた残りの人生を自分らしく有意義に過ごすには何ができるか考えました。そこで、「小学生の娘さんにお弁当を作ってあげたい」と思い、それ以降、日中の点滴などの処置を終えて、娘さんのところに夕方帰り、朝に弁当を作り、娘さんの通学を見送った後で病院に戻り、再び治療をするという日課をすることになったのです。寝たきりの患者さんも、有意義に生きる目標をもてば、病院に通えるのです。

医療のあり方を深く、感動をもって考えさせられた事実の一つで、昨日の出来事のように思い出します。このようなことが可能になってきたのは、主として非常に有効な鎮痛剤が開発され、疼痛、苦痛への対処ができるようになったからです。

事情が許せば、終末期を迎えた患者さんは、長らく慣れ親しんだ自宅で家族、知人に囲まれ、人生の有終の美を飾りたいと願うのではないでしょうか。在宅での医療、看護が叫ばれるところです。

在宅で困る頻度の高いものとして、次のような訴えと処置法が挙げられています。

まず、「痛み」には注射と同じように、ある意味ではそれ以上に有効な経口剤や座薬、貼付剤が開発されて、必要なとき、必要量を投与できます。

「だるい」は、どのように身体を処したらよいか、身の置き所のないように、大変な苦痛です。抗てんかん薬（ダイアップなど）や抗不安薬があり、思わぬ効果が期待できると報じられています。

「痰が喉にからむ」は麻酔薬（ハイスコ注射液を舌下になど）、「発熱」には頭や両方の脇の下（できるだけ胸部に当てない）、足の付け根（大腿部で腹部には当てない）を氷嚢などで冷やす、座薬（ボルタレン）などを使うことが可能になりました。

緩和医療は「病気の治癒」ではなく、「症状の緩和」が目的です。前記のように、モルヒネやオピオイドを主体にした鎮痛が経口や座薬、貼付剤にて上手くコントロールでき、在宅での療養もできるようになりました。モルヒネやステロイドは副作用が強く、私はできれば使いたくない薬ですが、これらより有効なものが見当たらないとき、とくに、緩和医療においては躊躇することなく是非使わなければなりません。

緩和医療を専門にしている医師にできることは、いわゆる「死ぬほどの苦しみ」を和らげる高度な苦痛緩和の技術を駆使し、あくまで自然に死を迎えようとする尊厳死の実現を手助けするものと思います。

後期高齢者医療制度に思う

私はいままで通りの日本の医療政策では大変なことになるので、どこかを変えないわけにはいかないと思っています。

近年施行されて大きな問題になった「後期高齢者医療制度」などは、廃案になるのではとの意見もありますが、見直されるのは確かでしょう。確かに問題があるので、多少の修正は致し方ないとしても、「なぜ後期高齢者の医療を別にしなければならないのか」……この根本的な命題に対して、納得のいく答えが出ておりません。

これは誤解を受けそうなのを承知で申し上げますが、まず私は後期高齢者医療制度自体には基本的に賛成です。ただ今回の制度で決定的に間違っていたと思われるのは、

「今まで医療費を払っていなかった人や、医療費を払えない人からも徴収するようになった」点です。

いままで家族の扶養に入っていたなどの理由でお金を徴収されたことのない人は、物理的に収入が少ない、もしくは収入が全くないという事情もありますが、それ以上に精神的な抵抗感が大きいものです。そういう人たちに対して、一方的に「はい、払いなさい」と言われれば、それだけでも気分はよくないでしょう。

後期高齢者医療制度自体は、型はどうであれ必要なのです。いままで通りでは医療費の問題だけでも破綻してしまうでしょう。ただ、国民に痛みを強いる制度にもかかわらず、その当事者である国民に対してあまりにも説明不足でしたし、それを理解しろと言っても大変です。ではどうすればいいのでしょうか。

実は簡単です。後期高齢者自身が、医療制度に頼らなければいいのです。

「あそこが痛い」「ここが痛い」など慢性疾患で日常生活に大きな支障にならなければ……本当に大事なら仕方ないですけど、一割の医療費の負担ですむからと、ちょっとしたこと（本人にとっては大変？）で受診する後期高齢者が多すぎます。「医療費負担が少ない」といっても、一割負担の方は九割は自分たちの納めたお金で負担しているのです。それが立ち行かなくなりそうだから、ご本人にも少しご負担願いましょうというのが後期高齢者医療制度です。

だったら、日頃から年齢相応の健康維持への生活を送り、ちょっとした症状だったら安易にわざわざ医師にかからないように心がけるだけで、かなりの医療費が節約できるわけです。

介護保険だって同じです。払っているから使わなければ損。かかっている本人が全額払うならまだいいです。全額自己負担するんだったら、いくら使ってもみなさんに迷惑をかけませんから。

人工透析だってそうです。あれも全部国費です。「好きなだけ食べて週に三回」透析をしたほうが患者さんは美味しいものを食べられるので一見いいことのようですが、医療費の負担は「食事制限して週一回」の単純に三倍です。極言すれば、自分が楽するために三倍の税金を無駄にしているとも言えるのです。

だから、人生何事も楽をしてはダメなのです。本当は、そこから変えなければダメなのですが、いったん楽をすると、なかなか変えられないのです。

後期高齢者ともなると、身体に何の不都合もない人はいません。日常生活に大きな支障とならない限り、それを高齢者の勲章と考え、大らかに生きましょう。そのように考えることができれば、後期高齢者医療制度の問題点の多くは解決されるのではと私は考えています。

「全人的医療」への願い

近年では、「全人的医療をしなさい」と叫ばれています。全人的医療とは「個々人にあった医療を心のケアも含めて行いなさい」ということです。

しかし「こころ」の問題は依然としてないがしろにされています。例えば、胃がんならそれを手術して「はい、治りましたよ」ってそれで終わっています。

しかし、胃を手術したからって、治るわけではなく、病気には必ずいろいろな心配事、「心」の病も伴っています。それへの手当てもしなければなりません。例えば、「いつから会社に出られるのか」とか「いくら治療費がかかった」とか、「借金をしていたらそれをどう返すのか」……みんな、肉体だけでなくむしろ心の病のほうが大きいです。それへの対処があまりにもおろそかにされすぎました。その「心」の部分もちゃんと診て対応しなければ、ストレスだらけで術後だって順調に回復へと進まなくなります。

「十人十色」「百人百様」、一人として同じ人はいません。個々人にあった医療、すなわち洋服の仕立てと同じで、テーラーメイドの医療、その人その人にあったきめ細かな医療をやりなさいと言うわけです。

「全人的医療」を行うには、それでなくとも時間が足りず、また手間暇が必要です。でも患者さんのために行わねばならないのです。

2章

ロートル医の考え――

“こころ”と“からだ”

〝がん〟だって生きたがっている

人間という生き物は非常に自分勝手で、万物の霊長だなんだと威張っています。他の動物や植物と「共生」しようと思ってはいても、なかなかそのようにはいきません。だから、いま地球は温暖化をはじめとして大変なことになっています。

がんも同じです。特に、手術のできない再発がんなどは抗がん剤などで殺そうとしますが、本人が副作用で投薬を中止するような使い方をしたのでは、かえって命を縮めているのが関の山です。今は抗がん剤もよくなり、だいぶ上手な使い方になって延命効果があるようになってきています。

意外と皆さんが忘れがちになっていることですが、がんだって生きたいと思っているのです。がんがなぜ人間に寄生するかというと、「この人間に住んでいれば大きくなれる」と思っているからです。ところが、宿主である人間が死んだら自分も死んでしまいます。がんだって本当は死にたくないのです。必死なのです。では、がんが原因でなぜ人が死ぬのか。それは、がんを根治できるいい治療法がないというだけです。

だから、手術でとり切れなかった、または抗がん剤で治しきれなかった再発がんのときなどは、医療側が一度がんが見あたらなくなったと判断した後に見つかったものですから、特に共存共生を目指したほうが得策です。よく「闘病」という言葉がありますが、治癒不可能と診断されたのなら、病気と闘ってはダメです。がんも一筋縄ではいかないなかなかのしたたか者ですから。仲良く共生したほうが少なくとも健やかな延命効果が得られるのではと私は思っています。

病気だと決めるのは誰？

まず、「病気」と決めるのは誰なのでしょうか？　医師だと思っている人が多いと思いますが、実はあなた自身が決めることなのです。

では、そもそも「病気の定義」とは何でしょう？

本来「これが病気ですよ」という絶対的な定義はありません。

「病気」を国語辞書で引いてみると、〝からだの調子がおかしくなり、熱が出たりして苦しく感ずる状態〟とあります。わかった気がしますが、でも〝からだの調子がおかしい〟とは？

〝熱が出る〟とは自分自身の体調良好な普段の体温をチェックしてなければわからないとか、〝苦しく感ずる〟とはどれくらいから訴えるのかなどなど、不明なことばかりです。結局「病気」はあいまいな概念であって、何を病気とし、何を病気としないかについては、倫理的、政治的な問題も絡めた議論ともなります。

そこで、「病気」の対比語は一般に「健康」と言われていますので、そこから考えてみたいと思います。

「健康」を国語辞書で引いてみると、〝からだの調子がよくて、元気なようす〟とあります。「病気」の対比語であるというのはわかりますが、やはり〝からだの調子〟とか〝元気〟とか、あいまいな言葉が並びます。

昭和二三（一九四八）年に提唱され、健康の理想像を示したとされるＷＨＯ（世界保健機関）の定義を少し挙げてみます。

〝肉体的、精神的および社会的に完全に良好な状態にあることで、単に疾病または虚弱でないということではない〟

そしてさらに、

〝及ぶ限りの最高の健康レベルを享受することは人種、宗教、政治的信条、経済的状態の如何を問わず、すべての人間の基本的権利であり、政府はその国民の健康に対して責任を負うものである〟

とあります。「病気」を理解するために挙げた対比語の説明としては、さらに難しくなります。

世の中には誰一人として同じ人はおらず百人百様、オンリーワンです。ですから、どこまでを健康、どこまでを病気とするかは簡単に線引きできません。双方は連続して互いに移行し合う相対的なものとするのがベターと考えざるをえません。

「何が一般的に病気であるかは、医師の判断よりも、患者の判断およびそれぞれの文化圏における支配的な見解に依存している」とも言われています。

そこで肝要なことは、個々人が日常生活においてそれぞれに生理的な基準値をチェックしメモしておくことです。例えば体重の増減、朝、昼、夜の体温、朝晩の血圧、排ガス、排尿、排便の習慣、睡眠時間などを自分自身で把握します。

定期的に健康診断を受けていたら、そのレポートは保管しておき、個々人が病気かどうか判断するときの参考にしましょう。こうした検診データがあれば、病気を診断する医療側としても非常に参考になること請け合いです。

病気といっても、症状が時間とともに急激に悪化していくものと、週や月単位で悪化するものとでは、対応、対処が異なるのは当然です。あまりにも早く病院を訪れると、確定診断するには早すぎることがよくあるので、「なんともない」と言われるかも知れませんが、自覚症状があれば経過を慎重に見守るべきです。

病気かどうかは本人自身が決めて病院を訪れるのであり、それを診断してくれるのは医師です。慌てず、遅れず、上手に医師に診てもらいましょう。

薬＝毒

私たちが、一般に病気をしたときに服用する「薬」も、薬事法によって事細かく規定されています。我が国では、医薬品は医療用医薬品と薬局や薬店で誰でも購入できる一般用医薬品に大別されます。私は、臨床医でしたので、ここでは主に医療用医薬品（いわゆる医科向け）についてお話しいたします。

皆さんの中には現在も通院して、医師にもらった薬を何年も、あるいは一〇年以上飲み続けている人も多いと思います。

しかし私は、いま高齢者の皆さんが飲んでいるいわゆる慢性疾患の薬は、正直言って特別なものを除き、辞めていいと思っています。ただし、少なくとも体重と血圧さえちゃんとコントロールしていれば、という条件付きですが。

体重と血圧は、特別な病気によるものでない限り、薬ではなくとも食事と運動とのバランスを取ればコントロールできます。

例えば、高血圧の人は、薬さえ飲めばいいと思っています。しかし、いくら薬だけ飲んでいたからといって、食事をコントロールせず好き勝手に食べ、適度な運動をしなかったりでは、ただ血圧を薬で下げているだけです。逆に、それ以外でコントロールできるなら、薬は飲まないに越したことはないわけです。

確かによく効くすごい薬もあります。でも、すごければすごいほど、副作用もすごいです。副作用と言っても、皆さんの耳にはなかなか響かないのであえて強い言い方をしますが、「副作用」＝「毒」です。ひいては「薬」＝「毒」なのです。「毒」なら、可能な限り飲まないほうがいいのです。

漢方医学で不滅の古典といわれる『神農本草径』は、薬を上薬、中薬、下薬に分け、上薬は命を養い無害なもの、中薬は性（生まれつき持っている素質）を養う、有毒、無毒のもの、下薬は病は治すが有害なものと定義しています。

一般に患者さんに処方されている薬は下薬であり、副作用がありますので、最少の量で最大の効果を発揮できるように処方されています。注意事項を守れば、副作用はあまり経験しないで済みます。

薬の効果は用量によるので、薬にあった病気に適正な薬用量を用いたときに発揮されます。不適当な疾患や不適当な薬の量を使用したときは、薬の効果が出てこないか、過剰な薬効や副作用などが現れます。多くの薬物は治療目的とは異なる作用を有しており、それが副作用として出てくる場合は服用した量に関係した反応となりますので、薬の投与を中止するか、減量しなければなりません。

一方、最も注意しなければならない副作用は、用量に関係なく起こる薬への過敏症（アナフィラキシーショック）で、命に関わるものです。用量に依存しないため予測は困難で、その薬の服用を中止する以外になく、医師の的確な処置が避けられません。

一般に、がんに効くと言われている抗がん剤は、劇薬もしくは毒薬（毒物および劇物取締法により定義されている劇物、毒物とは全く別物）に区分されております。これ以上上手く使えないほど慎重に投与されても、読者の皆さんがよく見聞しているように、強い副作用（食欲不振、脱毛、口内炎、下痢など）が出てきます。

さらに注意しなければならないのは、他種類の薬を服用しているときの相互作用によって起こりうる薬の増強や減弱、重篤な副作用の発現です。内科、整形外科、眼科や耳鼻科など、多岐に渡る科目からそれぞれ投薬を受け、そのことを各担当医が知らないというのは危険きわまりないことです。患者さんは、それぞれの担当医に処方されている薬を見せて、必ず了承を得てください。

慣れること

戦時中の標語に、「不自由を常と思えば不足なし」というのがあります。

ある人はこの生活で満足している。しかし、ある人にとっては同じ生活が不自由なのかも知れません。ある程度のことで満足してしまい、向上心がなくなってしまうのも問題ですが、状況が同じなら不満に思うよりは、満足していたほうが気分がいいのは間違いないでしょう。心の持ちようでよくもなり悪くもなるということです。

「痛みをば常と思えば気にならず」

「膝が痛い」「腰が痛い」……痛みにもいろいろありますが、つらい慢性の痛みでもこれが自分の常だと思えば、気にもならないと言うことです。「ああ、今日も腰が痛いが、これくらいでとどまっている。ありがたいことだ。生かされている証拠の一つかも」と思える人もいます。

ただ、「うなるほど痛くて日常生活に支障がある」というのであれば、何とかしなければなりません。医療のお世話になる必要があると思います。

情熱を注げば何事も成し遂げられる

自分が病気になったとき、一日でも早くよくなろうという熱い思い、その情熱が一番大切だと私は思うのです。

安易に医師にすべてを任せるのではなく、自分で本当に健やかになりたいと思ったら、どうやったらいいかを考え、できる限りのことを実行、実践しますよね。その原動力こそが情熱だと思います。

例えば、リハビリというのは、大変な苦しみ、忍耐を伴うと思います。歩けないのを歩くようにする、手が曲がったのを伸びるようにする……。苦痛を続け、辛抱しなければならないのです。

最近のリハビリは、拘縮（＝寝たきりなどが原因で関節が動きにくくなること）を防ぐために、できるだけ早く始めたほうがいいという考え方が主流です。中には、脳梗塞の例など次の日から始めたほうがいいこともあるようです。

昔は、骨折などでは割と長期間固定していました。そして、その固定していたものを動かすものだから、大変だったのです。痛いと言ってリハビリをやめたら、動くようになるものも動かなくなります。

そこで、〝情熱〟なのです。リハビリを少しでも早く始めるのには我慢が要ります。がんの告知を受け容れ、がんと向き合う決意を持つのに覚悟が必要です。その覚悟を後押ししてくれるのは、「病気を治したい」「健やかな社会の一員としての仲間入りをしたい」という情熱だと私は思うのです。「情熱を注げば何事も成し遂げられる」……私はそう信じています。リハビリは日常生活の中にあるのです。

我慢はストレスを生ずる万病の元です。生かされていることを覚悟し、少しでも回復したことに感動し、感謝して前進しましょう。

生活の質

「人生経験から得られた個人的な幸福感で、時間の経過とともに変化するものであり、個人的色彩が強く、包括的なものである」

生活の質にはいろいろな解釈がありますが、これは私が一番気に入っているものです。

生活の質というのは、あくまで〝個人的な〟幸福感ですから、他人の生活の質がいいとか悪いとかを問題にしていません。その人がいいと思えば「生活の質がいい」のであり、悪いと思えば「生活の質が悪い」となります。

そして、時間の経過とともに変化するものですから、今まで自分の生活の質はこれで満足していたけれど、何かをきっかけにふと物足りなくなったりする。逆にこれまで自分の生活の質に不満だったのが、それを不満に思わなくなることもあるわけです。世の中のものに〝絶対的〟というのは何もありませんから。

ですから、父親が二〇歳過ぎた息子を捕まえて「なんで俺の言うとおりにやらないんだ」というのは間違っている……というか、〝息子の生活の質〟からは外れているのです。父親には父親の、息子には息子の生活の質があります。ですから、成人式を済ませ、二〇歳を超えて立派な大人になった息子が、父親の生活の質に合わせる必要はないのではと思います。

余談ですが、子供の進学に関して。子供は大学に行きたくないのに、親が行け行けとうるさいという話はよくあります。その親の気持ちはよくわかります。しかし、今はそういう時代ではなくなりました。親が無理矢理大学にやらなくても、本人が大学でもっと勉強したいと思えば、いつでも勉強できる時代になったからです。例えば、大学院を出て、仕事について、社会人になった。しかし、それから医師になりたいと思ったら、そのときから医師の勉強を始め、医学部の社会人入学枠を目指すことができるという世の中になったのです。そんなこと昔は不可能に近かったのです。

親は「いい大学に入って、いい会社に就職すれば、給料がたくさんもらえていい生活ができる」というのを経験として知っています。もちろん一〇〇パーセントそうではありませんが、大学を卒業しておけば職業の選択肢は圧倒的に増えますし、安定した生活ができる可能性が高くなります。ですから、「大学を卒業しなさい」とみんな勧めるわけです。

しかし、子供は入りたくないと。それならと、「あなたが本当に勉強をしたくなったときに入ったらいいいんじゃないか」とアドバイスすることが、今の親にはできるようになりました。

例えば、私の父なんかは多分そうだったと思うのですが、私が小学五年生のとき戦争に行って、そのまま還ってきませんでした。

その後、私は旧制弘前中学に入りました。新学制になり高校になったとき、後に校長になるO先生が私の父を知っていて、「今(こん)の親父はハンサムで優秀だったよ」って言ってくれました。

父は高等小学校まで行っていましたが、当時の田舎の農家ではそこに入れるだけでも大変なことで、教育に熱心な、しかも経済的に学校に入れる余裕があったということになると思います。卒業後、郵便局の局員になったのですが、当時から大卒を幹部として採用していたので、そのあたりでいろいろと悩んだりしたのではないかと思います。軍属を希望して南方に赴いたのもそのことが一因でしょう。生きていて、私が医師になったことを知ったら褒められるかどうか知りたい気はしますね。戦地から家族や私に宛てて来た葉書で、手元にあるのだけでも三〇通近くです。その一通一通が、家族への切実な思いであふれています。

話は戻りますが、いまは自分が勉強したいと思えば、医学部を含めどんな分野だってできるように、社会の仕組みはできています。それに本人が勉強したいって言うんだから、懸命に頑張るでしょう。したくないものを無理矢理させられるから道から外れてしまうのではないでしょうか。

余計な治療をするくらいなら、治療しないほうがマシ

人間にはホメオスタシスがあり、身体の異常を人間自身が自然に元に戻そうとします。ところが、最良のケアが行われれば、疾病の自然経過よりもいい快復をすることが期待できるのです（左ページグラフ参照）。

この話をするに当たって、避けては通れない方がいます。以前、私が大腸がんの手術をしたことがある皮膚科の教授です。もう九〇歳近くになりますがまだ健やかでご存命です。その先生が今から五〇年前、私の学生時代にこう教えてくれました。

「一般の皮膚疾患は変に治療するほうが治るのに長くかかる」

皮膚疾患――例えば湿疹などがそうですが、黙ってほっとけば一週間で治るものを、変に治療するから一〇日も二〇日もかかると言うのです。

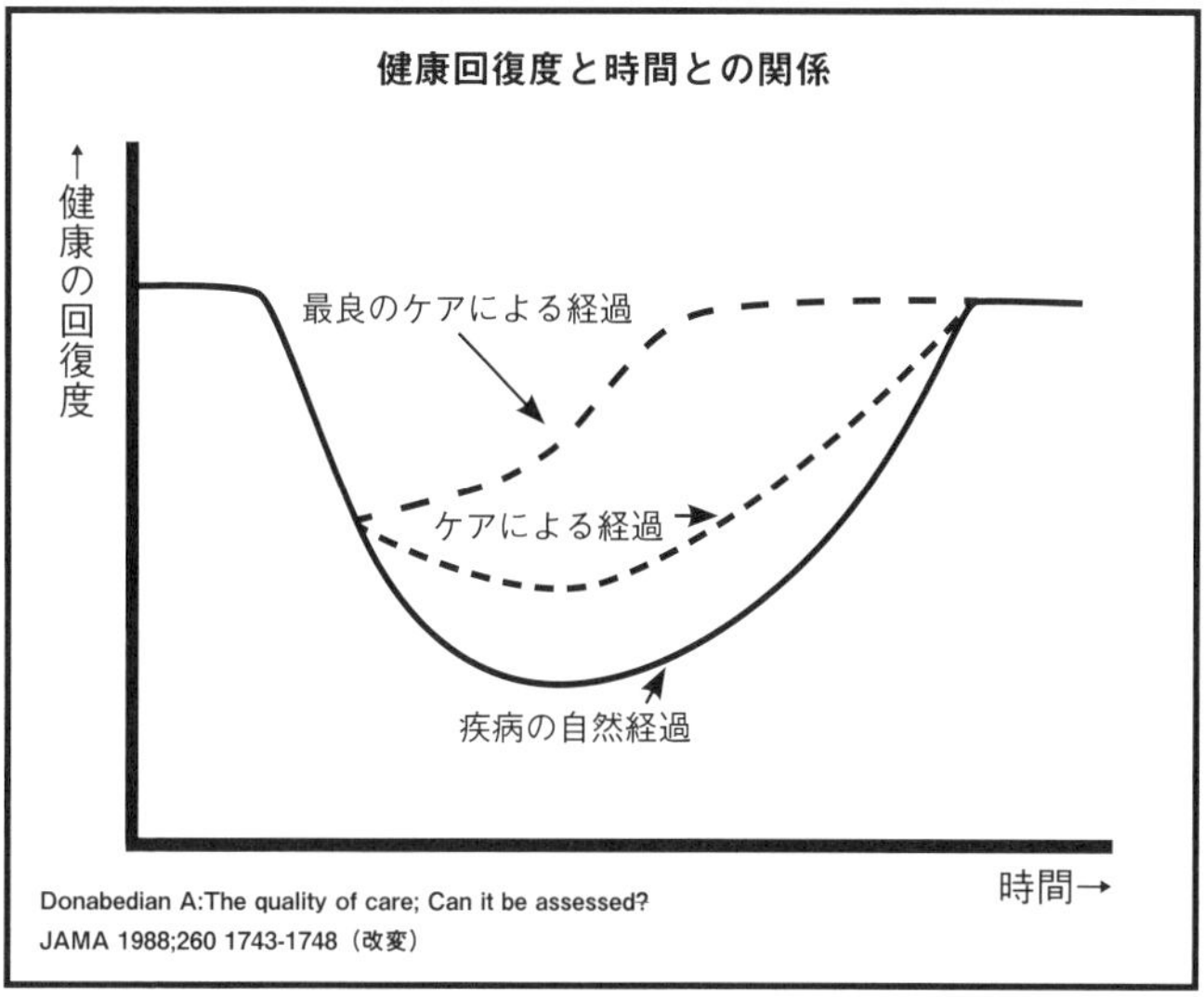

Donabedian A:The quality of care; Can it be assessed?
JAMA 1988;260 1743-1748（改変）

「変な治療」とは具体的にどんなものかというと、皮膚科ですから主に軟膏を塗ることですね。掻くのは論外です。皮膚疾患は痒いのです。それを掻くでしょ。そこに傷がつきます。その傷が感染の原因になり、そのために治癒が遅れることがよくあるのです。

五〇年前の話ですけど、私は今でもそう思っています。下手に構うくらいなら、構わないほうがいいのです。もっと人間のホメオスタシスを信じましょう。人間の体は、必ず自分の力で治るようになっているのです。

それが今の人たちは、みんな我慢できずに医師に行って、例えば高血圧の人だったら「高血圧の薬を飲んでいるから大丈夫」と思っているのです。まず薬を飲む前に自身の体重のコントロール、減塩などで調整してみることです。それが原則であり、ベターです。

昨今から始まった特定保健指導は、そこを狙っています。

「医療ほど不確実性でリスクの高いものはない」

普通、医師はこんなことあまり言いませんが、言わない医師はどう思っているのでしょうか。もしかしたら皆さんはあまりピンとこないかも知れませんが、これは当たり前のことなのです。そこで、私はあえて「医療ほど……」と言います。

皆さんは全員「オンリーワン」です。世界中に私、今充という人間は一人しかいないし、この本をお読みになっている「あなた」という人間も一人しかいません。いっとき「オンリーワン」という言葉がはやりましたが、日本語ではもっといい言葉があります。「百人百様」、「十人十色」……一人として同じ人はいないのです。

ですから、どんな治療も実際にやってみなければわかりません。過去の症例を参考に、かなり高い確率の治療をすることはできますが、当然例外も出てきます。そしてその例外が、現在医師と向き合っている「あなた」ではないという保証はどこにもないのです。だから「不確実性」なのです。

「リスク」だって当然頭に入れておかなければなりません。手術だってやってみなければわからない点があるのです。過去の経験や実績をもとに、非常に高い成功率で手術をすることは可能ですが、治療と同様に例外は確実にありますし、予期せぬアクシデントだってあります。医療側のすることで、軽重はあっても危険を伴わないことは一つとしてないのです。

よく不幸にも手術で患者さんが亡くなってしまい、「医療事故」だと大騒ぎしているケースがありますが、本音を言ってしまえば、「なんでそんな医師にかかったんですか」という気持ちです。その病院、その医師を選んだのはその人自身でしょう。医療ミスは許されることではないですが、事前にその病院、その医師を忌避することも可能だったはずです。

もっとも、医療訴訟を恐れ、病院および医師が、術前に患者さんとその家族に「訴訟を起こさない」などといった誓約書を書かせることも当たり前のことですが……。

私は病院や医師だけ弁護しているわけではありません。しかし、人間のやることですから、そういったリスクは確実にあるということで、医療側と患者さん側に信頼関係がなければ医療は成り立たないということを言っておきたいだけです。

ストレスが病気に与える影響とは

いま、心の問題が非常に取りざたされています。今頃、医療側があまりに心の問題に無頓着だったことに気がつき始めたのです。

心身症とは、心の問題が原因となる身体疾患のことですが、近年この症状の患者さんが非常に増えているようです。

例えば、痛風というのは高尿酸血症が原因で起こる関節症ですが、私たちの頃の教科書には「美食、過食をした人のなる病気である」と書いてありました。ところが、いま同じ内容で調べてみてください。「ストレスが原因」と書いてあるのです。第一番目に。

医学・医療というのは日進月歩、その時代その時代で本当に変わってきます。以前の教科書のどこにもストレスが原因とは書いてありませんでした。なのに、今は一番最初にストレスと書いてあります。ストレスは心の病ですから、いかに心の問題が大きくなっているか、思い知らされます。

そういう意味では、がんも心身症と言うことができるかも知れません。がんは、二～三年前に大きいショック（両親や子どもとの死別、会社の倒産、失職など）を受けたときに進行しやすいというのが報告されております。

リトル・スペクティブという過去のことを考える学問があります。それに基づいてがんになった人の三年前のことを考えると、すごく大きなショックがあったと言うのです。

もちろん、その前から発がんしていた可能性もありますが、その大きなショックを契機にグッと大きくなったのかも知れません。それどころか、ショックがなければ、発がんせずに治まったかも知れないというのです。

ですから、がんの発症を早めないためには、免疫機構を落とさない、ストレスをよいストレスに変える賢さ、つまり朗らかに笑って、大らかに前向き前進で日常生活を送れば、がん細胞にだってそう簡単には負けないと信じています。

「治る」という言葉を用いないようにする

年を取ると、さまざまな慢性疾患をはじめとする加齢現象に悩まされるのは当たり前のことです。「膝が痛い」「腰が痛い」「眼が痛い」などを加齢現象と考えるか、病気と考えて受診するかは人それぞれですが、受診すれば大抵は病気となります。

よく聞かれるのが、「慢性疾患は治りますか?」という質問です。しかし、結論を先に言ってしまえば、私は「治るはずがない」と言い切れます。

それ以前に、私は医学用語から「治る」という言葉を用いないほうがよいと思っています。これは慢性疾患に限ったことではありません。簡単に「治る」と言うから誤解を招くと思うのです。

どんな病気だって「治りきる」ことはありません。可能なのは「コントロール」することだけです。高血圧、糖尿病などの生活習慣病を考えてください。治りますか。一見治ったように見えるのは、コントロールされて症状が落ち着いているだけで、コントロールされなければすぐに症状が再発するでしょう。

がんも同じことです。発症すればかなりの高確率で手術をすることになります。手術をすれば、切った部分は元に戻りません。もし症状がなくなっても、再発も心配しなければなりません。だから定期的な検査が必要なのです。

病気は「治らない」――ここを意識することで、病気に対する考え方がまた変わってくるのではないかと考えているのです。

予測水準

「もう半年しか生きられません」などと患者さんの寿命を病状に合わせて予測するのが「予想水準」です。この予測水準を患者さんに伝えるときに、実際の予測よりも短く伝えるのが賢明な医師と、私は思っています。それは、医療の世界では、予測しない何事が起こるかわからないからです。

私は「この患者さんは半年は生きる」と思ったときには、あえて「数ヶ月」と言います。理由は簡単です。「あと数ヶ月」と言われた人が、実際には半年生きたら、「よく頑張って生きた」と遺された家族の方が喜んでくれるからです。その逆の場合は悲しすぎますから。

ただし、この予測水準も、その患者さんの生き方でずーっと先延びすることもわかってきました。読者の皆さんにも、医師の予測水準を超えた生き方を、ぜひしていただければと願うばかりです。

医療の世界に完璧はあり得ない

世の中のものすべてにメリット、デメリットがあります。完璧というのは絶対存在しません。医療とて例外ではない……というより、医療ほど完璧が存在しないものはないと断言できます。

ですから、患者さんに対して「自分に任せてくれれば大丈夫。一〇〇パーセント治します」などと言っている医師がいたら、生命の不可思議さを知らぬ単なる傲慢者です。必要以上にマイナス要因をあおり、患者さんを不安がらせる医師ももちろん問題ですが、自分の行う治療に対し、メリットとデメリット双方を説明し、理解を求め納得してもらうのが今の良医です。どんな簡単な手術でも、どんな軽い症状に対しても、完璧な救いがないのが医療というものです。

そして患者さんの側も、「医療に一〇〇パーセントはない」ということを理解していれば、医療裁判などはほとんどなくなると思います。「医師に任せておけば安心だ」というのが一番危険なのです。

だから、あくまでも「患者が主治医、医師は助っ人」なのです。

東照公御遺訓

私の処世訓の一つとして、以下引用します。

人の一生は重荷を負って遠き
道をゆくが如し　いそぐべからず
不自由を常とおもへば不足なし
こころに望おこらば困窮したる
時を思ひ出すべし　堪忍は無事
長久の基　いかりは敵とおもへ
勝事ばかり知てまくる事をしら
ざれば害其身にいたる　おのれ
を責て人をせむるな　及ばざる
は過たるよりまされり

「東照公御遺訓」

東照公とは徳川家康のことです。東照公御遺訓とは、徳川家康が残した「教訓」のようなものです。

徳川家康は人間ですが、死後は日光東照宮という神社にまつられて立派な神様になっています。それで、徳川家康の一生を歴史書などで見れば、神様になった人でさえいろいろと苦渋に満ちたことをせざるを得なかったのだなと、私なりに思うことは多々あります。現代に生きる私からすると、責任者として生き延びるためには「よくこんなことまでできたものだな」ということを幾度かやらざるを得なかったのです。それを堪え忍んだからこそ、「神様・東照公」があるのです。

この御遺訓は、素晴らしいことがいっぱい書いてあります。特に「勝事ばかり知てまくる事をしらざれば　害其身にいたる」のくだりは素晴らしい。「自分が勝ったときばかり威張っててもどうにもならないですよ。そんなことをしていたら、いつか負けますよ」という意味ですね。人間は楽をしてはダメなのです。辛抱、忍耐、我慢——そして、それをストレスとせず、前向きに進むことです。

それ以外にもこの御遺訓には現代に生きる私たちにとって、とても役に立つ内容が含まれているので、改めて「徳川家康という人は本当にすごかったんだ」と再認識せざるを得ませんでした。

3章

ロートル医の経験——

病気について考えましょう

がんはどうして大きくなるのか

がんは発生後、少しずつ成長して、一〇年ぐらい経った頃、急に大きくなります。大きさでいうと一センチメートルくらい。ここで初めて、私たち医師はがんの存在を知ることができると理解されています。

逆に言えば、緩やかな時点では全然わかりません。中にはわかるがんもありますが、一般的にはわからないと思ったほうがいいです。

では、なぜ急に大きくなるのでしょうか。

実は、がんは発生直後からずっと、大きくなるために宿主の免疫力と戦っているのです。しかし、小さい間はなかなかがんは免疫力に勝てません。勝てないから、なかなか大きくなれないだけなのです。

それでも少しずつ大きくなっていき、約一センチメートルになる頃、やっとがんは免疫力に勝てるようになります。「勝てる」ようになって初めて暴れ出すわけです。

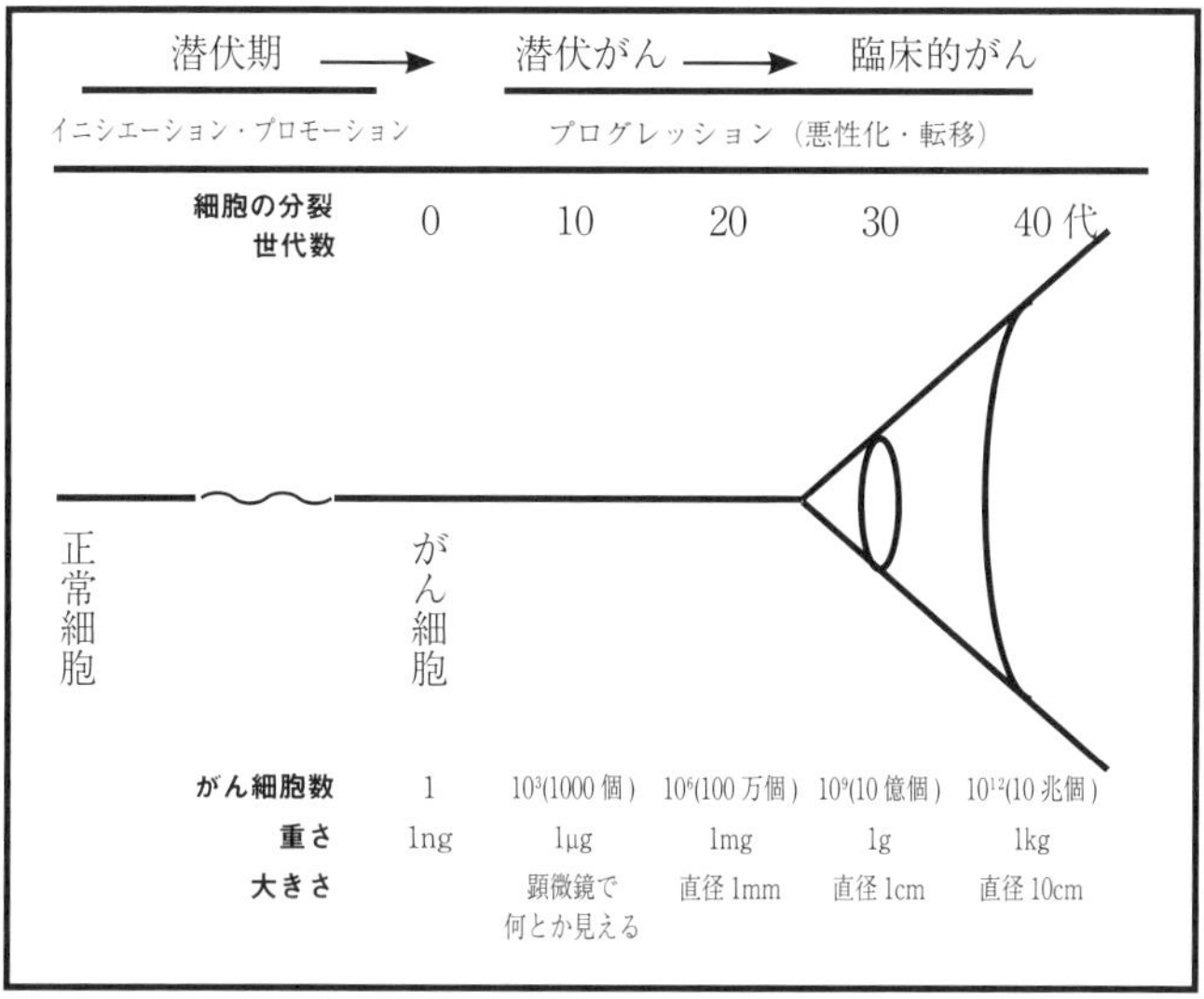

図「がんの成長曲線」　『がんの治療』（岩波新書）小林博・著　p12「がん細胞の増殖」より引用

それ以降、がんはねずみ算式で急に大きくなります。それに伴い、がんの諸症状も顕在化してくるわけです。

つまり、症状が出てきた時点で、がんは免疫力に勝っているわけですから、基本的には手遅れと言うことになります。

がんは健康診断による早期発見が重要とよく言われるのは、このためです。

もちろん、症状が出た後でも、適切な処置、治療を行えば、必ずしも手遅れではなくなります。皆さんの希望を奪うわけにはいきませんから。

がんは遺伝病

がんは、「遺伝病」です。人類の全遺伝子が解析された時点から、がんは遺伝病とより明確に言えるようになりました（以前からはっきり遺伝病と知られている病気はもちろんあります）。

遺伝子は、遺伝によって親から子に伝わります。この遺伝子の研究が、最近はすごい勢いで進められており、「○○遺伝子がある人が○○がんになる確率は何パーセント」とか、逆に「××遺伝子がある人が○○がんになりにくい確率は何パーセント」などといった解析ができるのです。

もちろん、これはあくまで統計学の話であり、せいぜい五〇パーセント、それ以上だったら大変なことになります。

実際には、がんの要因としてはそういった生まれ持ってのもの（＝素因）だけでなく、環境要因、生活習慣などが複雑に絡み合って最終的に発症という形になるのですが、素因を調べるだけでもがんのリスクを大幅に軽減できるのです。

がん治療の問題児たち

がん治療の一番の問題は「抗がん剤」です。

極端に言えば、私は抗がん剤で助かった人は一部の例外や特殊ながんを除いていないと思っています。逆に、命を短くしてしまっているのではないかと思うくらいです。

なぜかというと、確かに抗がん剤はがん細胞を殺します。しかし、それと一緒にその人の正常な細胞まで殺してしまいます。これが抗がん剤の悲しい副作用です。がん細胞を殺そうとすればするほど生体がより障害を受けます。ですから、生体の防衛機構なんかを含め、すべて破壊されて、結果的に早く死んでしまうことになります。

かといって、放っておいては今度はがん細胞のせいで死んでしまいます。

そこで考えなければならないのはバランスです。私は抗がん剤はできるだけ副作用が出ないように量を加減して使いました。なぜかといえば、特殊ながんを除いて、抗がん剤でがん細胞がゼロになったということをこれまでに見聞していないからです。これは、いわば共存共生、バランスの取れた使用法です。生体のホメオスタシス、免疫力を極力保つように使えました。

最近では、それに気がついている医師も増えてきました。中には、抗がん剤の一般使用量を一〇分の一にして、副作用をできるだけ小さくする使い方で好結果を出している医師もいます。

もう一つ、がん治療に多く使われる放射線。これも問題が多いと思っています。放射線くらい効くものはありません。しかし、がん巣に放射線をかけると、がん細胞だって利口ですから、放射線のかかっていないところに逃げていきます。

元来がんは、最初は局所にとどまっているのですが、しかしある時期から全身に移っていきます。いわゆる転移です。局所にとどまっているときに放射線をかければがん細胞は死にますので、がん細胞は放射線のかかっていないところに逃げていきます。どこに行くと思います？　直腸がんなどは最後は脳に行きます。脳には一般的には放射線をかけられませんが、特殊な放射線はかけることができ、好成績も得られています。

放射線の最大の弱点は、体外から照射するときは必ず生体の正常細胞にも多かれ少なかれかかってしまうことです。その障害が五年後、一〇年後に現れてくることがあります。しかもその障害は難渋するものが多いのです。

必要以上に恐れない――大腸ポリープ

がんと間違えやすい、そして将来がんになりうるとして注意が必要なのが「ポリープ」です。そのポリープがいっぱいあるのを「ポリポーシス」といいます。

まず皆さんは、「ポリープがあります」と医師に言われたら、「どんなポリープなんですか？」と聞いてください。そして、それがもしとれやすいものだったら、とってもらったほうがいいでしょう。それを「三ヶ月後にもう一度来てください」って言われて、言うことを聞いたほうがベターかどうかよく考えてください。

今から二〇年くらい前は、大腸のポリープだったら、全部とっていました。ところが今は、必ずしも大腸のポリープでもすべてがんになるわけではないことがわかってきました。そして、そのがんにならないポリープについてはとる必要がないこともわかっています。

ポリープと言っても、胃のポリープと大腸のポリープでは話が全然違います。ポリープとは、本来粘膜が飛び出たものをいいます。つまり、鼻茸だってポリープです。それが消化器ごとにいろいろな種類のポリープが存在しうるというわけです。

ポリープの中でも、腫瘍性のものを腺腫と言います。大腸の場合は、およそ八〇パーセントが腺腫です。腺腫はがんになりやすいので注意が必要です。

大腸ポリープには、ほかに過誤腫というのもあります。過誤腫はこれまで、「必ずがんにならない」と言われていました。しかし、よく調べてみると過誤腫でも希に例外的に悪化することがわかっていますが、もしそのポリープが過誤腫だったら、様子を見てもいいです。「三ヶ月後に来てください」なんて言われても、行く必要はないでしょう。ただし、二年に一度の定期検診は、どなたでも受けることになっていますので、当然受けなければなりません。

もう一つ、大腸ポリープには炎症性のものがありますが、これはわずかの例外を除いて、ほぼがんの心配はありません。

最近のアメリカでは、大腸内視鏡でがんでないとはっきり診断がついたら、その後五年間は内視鏡検査を受けなくてもよいとの報告も見られます。それに比べて我が国は、神経質すぎるのではないかと感じています。

ポリープの形には大きく分けて四種類あります。

図「大腸ポリープの形4種類」

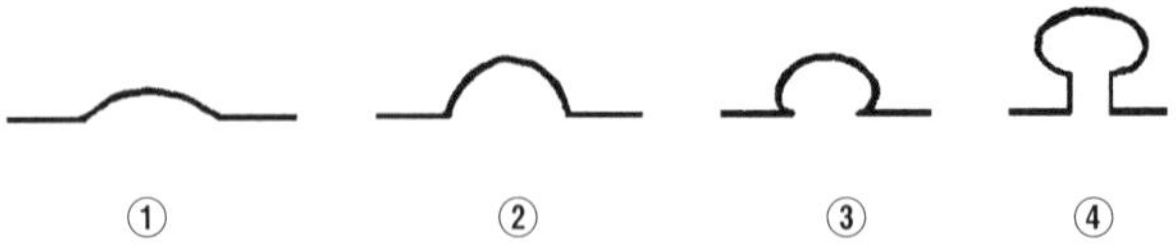

①広基性ポリープ
②無茎性ポリープ
③亜有茎性ポリープ
④有茎性ポリープ

④の有茎性ポリープは、キノコのような形にポリープができている状態です。もしとるときは茎を根元からチョキンと切ればいいのですから、他のポリープより手術が楽です。ただし、大きいものはがん化しているおそれがあるので、注意が必要です。

①のポリープの中には、がん化する危険性が高いといわれているものが含まれます。場合によっては大きさなどを勘案し、すぐにとる必要があります。

このように、ポリープの形も確認したほうがよいでしょう。

私が現役の頃……今から二〇年くらい前の基準だと、直径が一センチメートル以下だったら様子を見て、それ以上だったら切除すると決まっていました。それ以前は二センチメートル以下だった時代もありましたけれど。

がん化しにくいと言われる有茎性ポリープも、一センチメートルを超えるとがん化のリスクが高くなり、二・五センチメートル以上で九割ががん化していると考えられています。

ですから、「ポリープがあります」と言われたなら、種類、格好と大きさの三つを少なくとも聞いておくと不安の度合いがまったく違います。

甲状腺腫瘍

甲状腺はくびの前（前頸部）にあり、ある病的状態では注意することで体表からよく診る、触れることができる臓器です。腫瘍とはもともと「腫れ物」という意味でしたが、分子生物学の進歩により現在では、遺伝子の異常に基づいて細胞がクローナル（同じ遺伝子、情報に基づいて）に増殖したものと言われています。

腫瘍には良性と悪性があります。人を死に至らしめる腫瘍を悪性腫瘍、そうでないものを良性腫瘍と呼んでいますが、この定義では患者さんが死んだ時点でないと分からないことになります。そこで、しこりを病理組織学的（主として顕微鏡による検査）に検討した結果、死に至らしめる悪性のものは、速やかに浸潤性に増殖し、遠隔臓器に転移をおこすことが分かりました。ここで気づくように、最終的な良性、悪性の確定診断は病理組織学的にのみ可能なのです。

もちろん、甲状腺腫瘍にも良、悪性のものがあります。とくに甲状腺がんは悪性といっても比較的おとなしいがんが多いので、その点も考慮して慌てず、恐れず、正しい診断名を聞きいろいろな条件から手術の有無などを考慮してください。

甲状腺の良性腫瘍には、甲状腺腫、甲状腺嚢胞、腺腫様甲状腺腫などがあります。

嚢胞とは液体の入った袋です。甲状腺嚢胞は、甲状腺内で嚢胞が増殖癒合し、その結果大きな濾胞（袋状の組織のかたまり）が多数できたため、甲状腺がしこりのようにふくらんだものです。腺腫様甲状腺腫は、大小さまざまなしこりができます。両方とも一見悪性腫瘍との見分けがつきにくいのが問題です。一方、甲状腺腫はしこりが一つだけできるのが特徴で、触るとよく動く表面がなめらかなしこりです。

症状としては、甲状腺腫や腺腫様甲状腺腫はまれに息切れ、動悸、頻脈、高血圧などをおこすことがあります。腫瘍がよほど大きくなって気管を圧迫するとか、がんが気管に浸潤してしゃがれ声になることはありますが、一般には特別なものはありません。

悪性腫瘍には、甲状腺がん（原発性または転移性）と悪性リンパ腫があります。甲状腺がんは、しこりが気管に癒着して動きが悪いので、甲状腺疾患の専門家なら触るだけでわかることもあります。一般には超音波断層検査としこりの細胞を注射器でとって調べる穿刺吸引細胞診という検査をします。さらに、しこりの性質や転移の有無を調べるのにCT、MRI、核医学検査を用いることもあります。

乳頭腺がんは甲状腺がんのなかで最も多く約八〇パーセントを占めます。非常にゆっくり増殖するので、一〇年以上の経過をとるものも少なくありません。この傾向は若い女性に多く見られます。頚部リンパ節への転移を起こしやすく、ときに原発巣が微小で転移巣のみが明らかな場合があります。一般にがんとしては良性で、とくに若い患者さんですと、転移や再発があってもその度に切除すればしばしば治癒が得られ、生命期間を短くしない場合が多いと言われています。また、乳頭状構造を示すものは腺腫でなく全て乳頭腺がんであるとの見解もあり、最終的に確定診断を下す病理組織学的でさえ簡明に診断をすることが困難なことがあります。

濾胞腺がんは約二〇パーセントを占めています。増殖は緩慢であり、リンパ節転移は少ないのですが、血行性転移が比較的多いことは乳頭腺がんと対照的です。これもまた良性腺腫との鑑別は細胞診や組織による病理組織学的診断によっても一般に困難です。遠隔転移は肺及び骨に多いとされています。

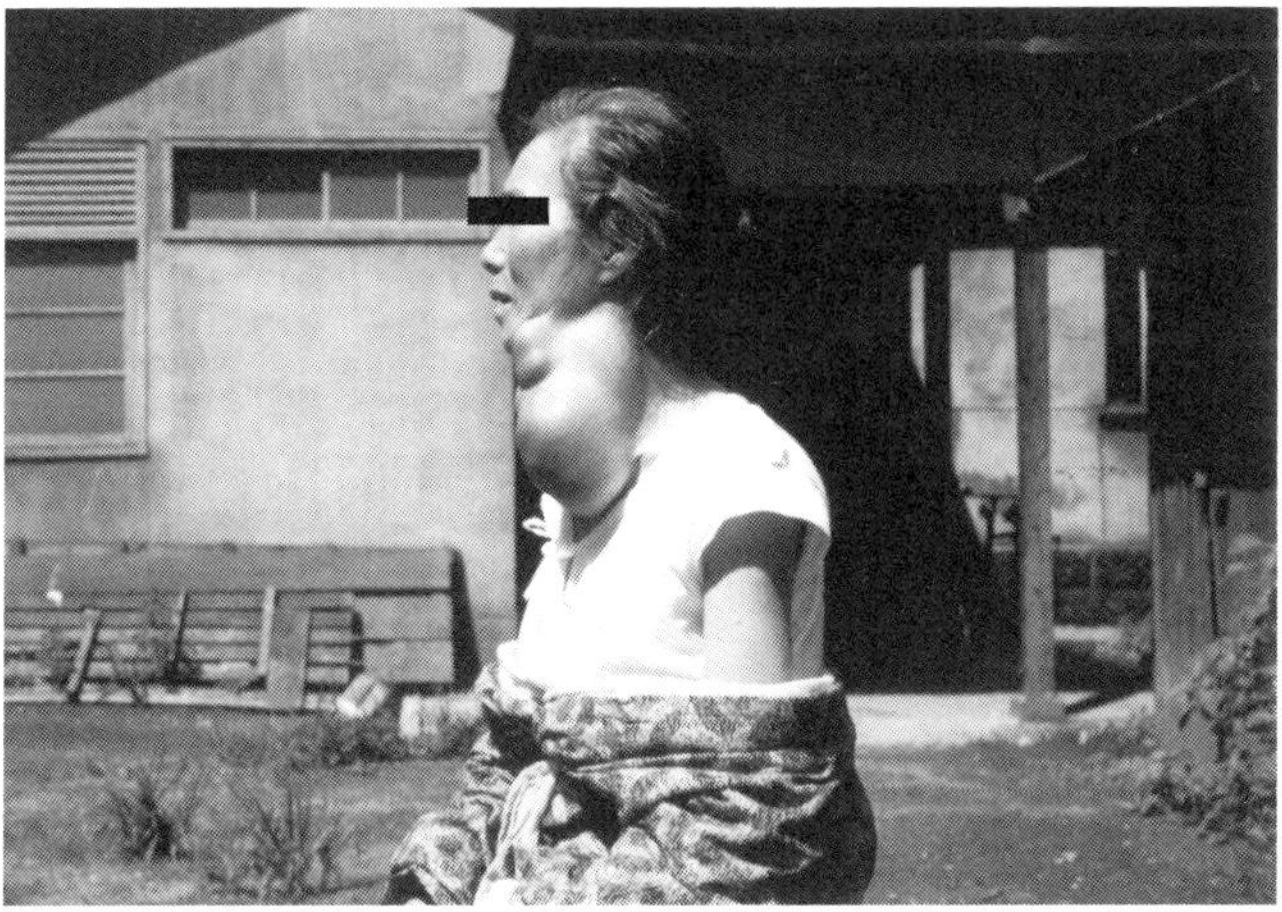

良性の甲状腺腫瘍は大きくなっても
生命に関わる重大な障害とはなりません。

甲状腺髄様がんは約五〜一〇パーセントを占め、散発性もありますが家族からの遺伝が比較的多く見られます。甲状腺の両側に発生し、しかも甲状腺内のあらゆる所から発生するので甲状腺の全摘出が必要になります。リンパ節転移や血行性転移もありますが、予後は比較的良好で、五年生存率は約七〇〜八〇パーセント、一〇年生存率は約五〇〜八〇パーセントとの報告もみられます。

　未分化がんは最も悪性のがんの一つと言われています。一般に分化がんから未分化がんに移行するものと考えられており、高齢者に多くみられます。臨床症状は激しく、呼吸困難、反回神経麻痺やしゃがれ声をきたします。確定診断時には治癒手術が不可能なことが多く良い治療法も見当たらないので、一年以内の死亡が多いとされています。

悪性リンパ腫は約二～三パーセントを占めます。数週から数ヶ月間に急速に増大します。しかし、未分化がんのように局所や全身症状を示さないことが多く、橋本病（慢性甲状腺炎）を合併する頻度が高いと言われています。五年生存率は五〇パーセントであり、予後の悪いものと良いものとに分かれます。甲状腺に限局する場合は放射線外照射療法が著効を奏し、拡大手術を行う必要はないとされています。遠隔転移があれば化学療法が必要となります。

乳頭腺がんや濾胞腺がんには手術の適応があります。通常、化学療法や放射線治療は行いません。しかし、肺や骨に転移のあるときは甲状腺の全摘出をし、大量の放射性ヨードを投与することでがん細胞を破壊できることも知られています。

甲状腺腫瘍とくに悪性腫瘍は病理組織型ごとに病態（病気の状態）は大きく異なりますので、担当医から正確な診断名（良・悪性の別、病理組織型）はもちろん局所への浸潤や遠隔転移の有無まで聴いて下さい。その上で、患者さんが納得した上で治療方針を決定して下さい。一概に甲状腺腫瘍といっても診断が困難で、あまりにも予後、治療に違いがあるからです。

乳がんを見分ける

アメリカでは、乳がんの検診にマンモグラフィーを取り入れてから治療成績が格段に向上したと言われています。最近では超音波を使うことも多いようです。というのは、マンモグラフィーでわからないものが、超音波でわかるものもあると言うのです。アメリカや、いや日本でも、それによって多くの患者が救われているかも知れません。

ただ、私はあえてバッシング承知で言います。日本人の乳がん検診には、欧米並みの乳房の大きな方を除いては、マンモグラフィーも超音波も必要ないと思います。外国人はマンモグラフィーや超音波を使って、乳がんを検診すればいいと思います。乳房が大きくて、触診だけでは診断が困難な例がほとんどと思いますから。

日本人は乳房が比較的小さな人が多いのですから、特に大きい人を除いては、自分で触ってわからなくてはおかしいのです。わざわざ高価な機械を使って調べて、「五ミリメートルのがん見つけました」などと言っても、実際にそれががんかどうかはこの時点ではわかりません。がんかがんでないかは、針生検でその怪しい部分の組織をとって、病理学者がその組織を顕微鏡で調べて決めるのです。

ただし、日本人でも乳房が大きい人はいます。私は、マンモグラフィーも超音波も用いない頃から乳がんの集団検診をしていましたが、大きい乳房の人は本当に心配でした。でも、触ってわかるものにわざわざ機械を使うのは、私は無駄だと思っています。いくら怪しいからといって、全部X線写真を撮って、マンモグラフィーのほかにエコーまで撮って……といくらなんでも医療費がかかりすぎです。

では、具体的にどうすればいいのかと言えば、やはり実際に触ってみるのが一番大事で、そのいいタイミングがあります。例えば生理のある人なら、生理の四、五日前くらいから乳房がどんどん張ってきて、生理が始まったときから柔らかくなっていき、生理が終わった四、五日目がホルモンの関係で一番乳房が柔らかくなっています。この時期に触ってみるのが一番いいと言われています。

このように乳がんは触って確かめる（自己触診）のが、一番簡単でかつ確実なのです。触ってみてしこりがあるようなら、それはがんの危険性があります。一〇〇パーセントではありませんが、専門医に診せてください。大きな乳房の方は、マンモグラフィーや超音波検査が必要です。

私は基本的に触診を大事にしています。触ってみて、私が「怪しいな」と思ったものについて、まず「ここだよ」と患者さんに教えます。そして、「これがもしも大きくなったり、なんか変化があったら、必ず私のところに来なさい」と言います。とりあえずそれだけ。

なぜそれでＯＫかというと、学問的には乳がんは二センチメートルまでは転移をしないことになっているからです。がんがなぜ怖いのか、それは転移するからです。そして周りに浸潤していくからです。逆に言えば、転移をしない、周りに浸潤しなければ、何も怖がることはないということです。良性の腫瘍、瘤は、周りには浸潤していきません。がんと良性腫瘍の違いはそこなのです。

しかし、「二センチメートルまでだったら全部大丈夫なんですか」という質問には、「そんなことはない」としか答えられません。ただ確率はかなり低いです。

自己検診を定期的に行っている人であれば、一センチメートルでもそれより小さくてもしこりがわかると思います。だから、確率はさらに低くなります。

だから、自分の身は自分で守るのです。

「乳がんにかかるのは天が決めることであって、乳がんで死ぬか死なないか決めるのは、あなた自身ですよ」

ストーマと大腸がん

人は食べ物を摂りエネルギーを供給し、老廃物を肛門から排出して命を維持しています。口から肛門まで一本の管（消化管）になっており、その途中が詰まれば（通過障害）そこを手術で切り取って、つなぎ直さなければなりません。それが困難であったり、不可能なときには元の一本の管に戻せないので、途中の腸管を腹壁より出してそこから便を出すストーマ（人工肛門）を造ることが必須となります。

大腸といっても一・五〜二メートルの長さがあり、ものが通る順序（口側）から盲腸、上行結腸、横行結腸、下行結腸、S状結腸、直腸、肛門と名付けられ区分されています。直腸も口側からS状結腸移行部、上部、中部、下部に区分されています。直腸でも、とくに肛門に近いところ（下部直腸）に障害（がんなど）が生じない限り、理論的にストーマ造設は不必要です。

そこで、大腸がんと診断されたら、まず大腸の何処かを問わなければなりません。

そして直腸がんならば直腸の何処かを尋ねましょう。現在では下部直腸がんでも肛門に近くない限り、ストーマがほとんど必要でなくなりました。しかし、排便障害とくに排便回数が多くて大変だという考えの方もおります。でも、人間は非常に上手くできており、良き指導医に恵まれ、排便回数をコントロールするリハビリへの心構えがあり実行さえすれば術後日数の経過とともに、早い人では半年ぐらいで日常生活に大きな障害とならなくなります。患者さんのリハビリへのこころ構えがキーポイントであることを理解することが大事で、総ての疾病のリハビリにおいてもきわめて肝要なことです。

ストーマには一時的に造られるもの（正常に機能する肛門がある）と永久に使われるもの（正常に機能する肛門がない）があります。一般に腹壁に造られるので括約筋がなく自然肛門のように排ガス、排便をコントロールができないので、ガスや便を受けるパウチ（畜便袋）が必要です。パウチはどれを選択したら良いか混乱するほど多種多様ありますが、腹壁に上手く貼付できるかどうか、最も大事なことは腹壁の最適な場所に都合良いストーマが造られているかどうかで、ストーマを造る医師の責任はきわめて大きくこころしなければなりません。

ストーマを専門にケアするE・T（ストーマ療法士）がおり色々指導してくれます。医師はもちろん、オストメイト（ストーマをもっている人）と一緒になってケアに情熱を持ってくれるストーマ療法士に巡り会えることも大事なことです。

ストーマは乳がん手術のように、ボディ・イメージの変わるものですから、オストメイトにとっては耐え難いストレスになります。看護師さんに「ストーマを見せて下さい」と言われただけですごい恥辱を受け悲しかったというオストメイトもいたくらいです。

患者さんのこころ（心理）への対応を深く考えなければなりません。全人医療の叫ばれるところです。ストーマの造設が考えられる患者さんのこころ（性格）がどうなのか、簡便にできるテスト方法でも開発されることが望まれます。

ボディ・イメージチェンジ

「ボディ・イメージ」という言葉があります。自分の体についての思いや感じ方を表しますが、他人から自分の体がどう映っているか意識することという意味もあり、特に女性にとって重要な意味を持つことになります。

その、ボディ・イメージが変化すること、変化したことによって心に大きな傷を受けることを、「ボディ・イメージチェンジ」といいます。最もポピュラーなのは「肥満」による体型の変化ですが、もっと取り返しのつかない場合もあります。その代表が乳がんによる乳房の欠損です。

女性にとって乳房とは、女性であることの象徴とも認識されています。それがなくなったときの、すごい心の傷。それに対して、私を含むこれまでの医師たちは何の対応もしてこなかったのです。

概して以前の日本女性は、乳がんで乳房がぐちゃぐちゃになって、すごいニオイが

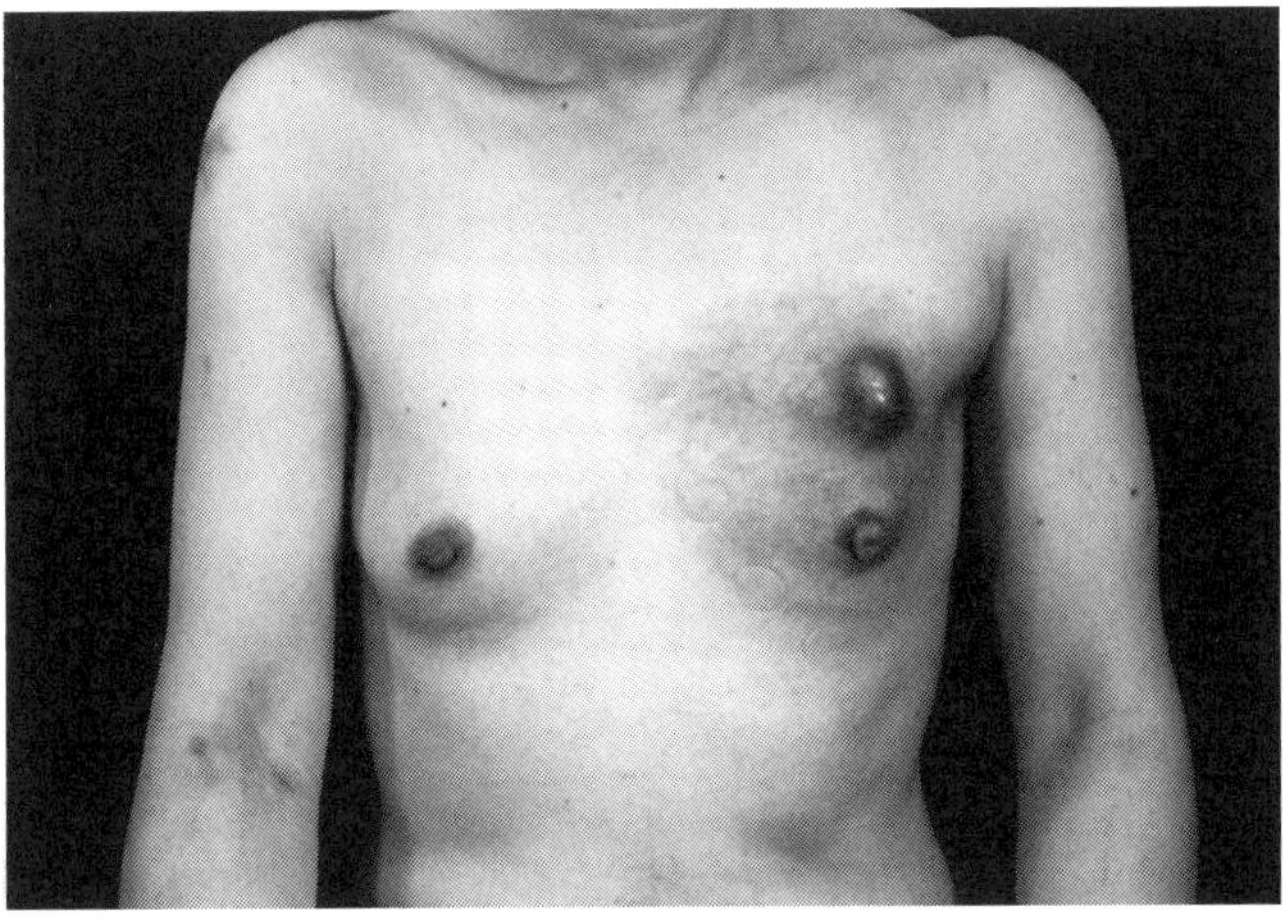

乳がんが進行すると、皮膚に浸潤し潰瘍を形成するようになります。

するようになるまで医師に診せには来ませんでした。なぜならいくら相手が医師だとはいえ、「乳房を人に見せるものではない」と思っていたからでしょう。

今は自宅に風呂がある家庭が多いからまだいいですが、それでも乳房を切除した女性は、温泉や銭湯など、集団で入浴することには非常に抵抗のある方が多いようです。彼女たちが負った心の傷を考えれば、それも致し方のないことではあります。

そういう理由で、乳がんで乳房を摘出した患者さんが集まって、「1・2の3で温泉に入る会」という会が作られています。「みんなで渡れば怖くない」ということです。

「ボディ・イメージ・チェンジ」の中で、女性の乳房の他に男女共通で大きな問題となりうるのがストーマです。

ある患者さんで美容師をしていた女性は、手術でストーマを造設してこの方、旦那さんにも絶対裸を見せなくなりました。もちろん夫婦生活も一切しません。かといって、いつまでもそれでは旦那さんが収まりがつかないだろうと、自分の稼ぎからお金を渡してこう言ったのです。「これで遊んできてください」と。それくらい、腹壁から排便されるという事実を、非生理的な異常と考えあぐねていたのだと思います。

これまでは乳がん同様、そういった心に傷を負った患者さんに対する心のケアはほとんど対処されてこなかったのですが、最近では乳がんにおける「1・2の3で温泉に入る会」のようなストーマ患者の集まりが全国的にできるようになりました。

けれども、何も気にせず、普通に温泉に行く人もいます。それどころか、男性の中には、逆にわざわざ毎日温泉に行って、自分のストーマを見せている人がいます。なぜわざわざ見せるのでしょうか。それは、「俺はこんな手術を乗り越えて生きているんだぞ」ということを示すためです。何も恥ずかしいことなんかない。むしろ誇りに思っているのです。私は、この方からはすごい「覚悟」を感じます。

便秘を考える

朝の快便は、その日の好日を予測されるほど爽快なものです。ところが、便通が思うに任せず、いわゆる便秘によって不快な日々を送られ悩んでいる方を如何に多く見かけることでしょうか。

一般的に便秘とは、大便の便通の回数または量が異常に減少することをいいます。前者は三日以上排便がないこと、後者は毎日排便があっても便が残っている感じ（残便感）があり、コロコロ便（兎糞状便）しか出ない、などの症状を指します。

逆に、毎日排便がなくとも腹部不快感など不定愁訴がなく、バナナ状の立派な便が出るのであれば便秘とは言いません。

便秘でみられる症状は、お腹の張り、痛み、おなら（腸内で悪玉菌が増えて腐敗発酵をおこし、ガスが発生しやすくなる）、頭痛、肩凝り、食欲不振、口臭、舌苔、イライラ、不眠、肌のトラブル（とくに女性）など多彩です。

さて便秘は、病気からくるものと、生活習慣からくるものとに大きく分けられます。病気からくるものは「器質性便秘」といわれるものがほとんどで、一番心配なのは大腸にこぶ（ポリープ、腫瘍など）ができたことによる排便異常です。特別な生活習慣の大きな変化がないのに排便異常がでてきたら、慌てず様子をみて、異常状態が続き悪化するようだったら、医師の診断を受けるべきです。

生活習慣からくるものは、主として「機能性便秘」といわれ、さらに直腸に長時間便が滞留することで起こる「直腸性便秘」、主にストレスによる自律神経の失調で大腸が痙攣することで起こる「痙攣性便秘」、運動不足や加齢などで大腸の筋力が低下したことで起こる「弛緩性便秘」の三つに分けられています。

一般的に、便秘と呼ばれるものの多くはこの「機能性便秘」で、これは生活習慣の改善により解消することが可能です。そこで、生活習慣改善のポイントを、詳しく解説してみましょう。

人の生活は大まかに分けると、起きて働いたり、食事をとったり、休息したりしているか、あるいは寝ているかであり、そのどれも、比重の軽重はありますが便秘に無関係ではありません。まずは自分の便秘の原因となっている生活習慣を、正しく知ることが大切です。

例えば、直腸性便秘は、概してトイレに行かないで排便を故意に抑制する悪い習慣が、大きな要因になっています。そこで、まずは定時的な排便の習慣を、意識的に作りましょう。特に一日のうち朝は、何かと雑事に追われ超多忙な時間帯ですが、最も便意を催しやすいときでもあり、朝食後はたとえ便意を催していなくても、必ずトイレに行くように習慣づけてみてください。どうしても都合のつかない方は、昼食後や夕食後でも構いません。食後は腸が動き、自然な便意が訪れやすくなるからです。今まで数十年間続けてきた習慣を変えるのは簡単ではありませんが、すぐに効果が表れなくてもあきらめず、根気よく続けてください。

適度な運動も大切です。これは弛緩性便秘の大きな原因の一つとなっています。運動することで血液循環が良くなり、大腸の運動が活発になるばかりでなく、便を押し出すために必要な腹筋の強化も期待できます。一日一万歩のウオーキングなどが推奨されていますが、いきなりこれを達成するのは容易でありませんから、まずは「ながら」の運動を心掛けてみましょう。掃除、食事の支度・後片付け、スーパーへの買い物などの家事も、体を動かすきっかけになります。ただし、こうした仕事や「運動しなければ」という気持ちがストレスになっては元も子もありませんから、「掃除や後片付けがなければ散歩に出掛けられるのに」などと思わず、「今日も元気に掃除、後片付けができてよかった」と、感謝の心を持って前向きに取り組むことが肝要です。

テレビを見ながらの腹筋運動なども効果的でしょう。

ほかにお薦めしたいのが、腹部のマッサージです。大腸の輸送方向に、へそ周りからはじめ、右側下腹部（盲腸）から時計方向に上行し（上行結腸）、上腹部を横に左側上腹部（横行結腸）まで、左側腹部を下がって下腹部中央（下行結腸、S状結腸）まで丁寧に、繰り返し行いましょう。

食生活の改善も必須事項です。「便秘には食物繊維がよい」ということはよく知られています。それは食物繊維は人の消化酵素で消化されない成分なので、そのまま便の構成成分となり、便量を増やし便意を催す手助けになるからです。さらに、保水性にまさり、便を柔らかくし、有害な老廃物を排出しやすくして、腸内をきれいにしてくれる効果もあります。食物繊維は野菜や果物、海藻などに豊富に含まれますから、これらを意識して毎日の食事にとり入れることは、結果的に栄養バランスの良い食生活、そして快便につながります。

もう一つ、精神面のケアも大事です。痙攣性便秘の大きな原因として、日常生活のストレスがあります。とかくストレスフルな世の中ですが、極力ストレスをためないよう、いつもこころは爽やか気分になるように努めましょう。例えば、がんで「笑いの治療」が取り入れていますが、便秘にも効果があるとの報告があるので、積極的に取り入れるとよいでしょう。笑いの絶えない生活というのは、便秘云々抜きにしても、非常に気持ちがいいものです。

便秘に関して、その他の注意事項です。

妊娠時には腸管が圧迫され便秘になりがちです。用いる下剤などにもいろいろ制約があるので担当医によく相談してください。

また、旅行など環境が変化したときや、ごちそうの食べ過ぎが続いたときなどには、一過性の便秘になりやすいと言われています。普段は便秘に縁のない方も、これがきっかけで慢性便秘に移行する場合があるので、注意しましょう。

さらに、便秘の原因になる薬も多く知られています。薬を服用したことで便秘がはじまったなら、主治医によく相談してみましょう。

膝痛を考える

人間は極めて巧妙、緻密に創造され、各人各様健やかな状態を保つようにできています。しかし、どこにも例外なく寿命があり、老化現象を免れることはできません。どんなに科学が進歩しようとも、不老不死は勿論のこと不老長寿は自然の摂理としてあり得ないと私は信じています。高齢化現象は日一日と休むことなく進行します。加齢に伴い身体の不都合が各人各様に起こらぬはずがありません。

ある商業紙の調査（A）によると、わが国で変形性膝関節症の患者数は一〇〇〇万と推定しています。

四〇歳以上の一一七五名を自己記入方式で調査したところ、六三パーセントの人が「膝がいつも痛い」、「しばしば痛い」、「たまに痛くなる」と回答しており、痛みを感じ始めたのは平均五六・四歳（男性五七・六歳、女性五六・〇歳）からとのことです。

しかし、痛みがあるにもかかわらず「病院で治療を受ける」と回答されたのはわずか二三・一パーセントであることを問題としています。さらに、シニアライフを楽しむために不可欠なものとして「健康」を挙げた人が男女とも最も多く（男性七一・六パーセント、女性六八・一パーセント）、健康上の三大心配事という設問には「物忘れ」四八・九パーセント、「腰痛、関節痛」四五・六パーセント、「目が見えにくくなる」三九・七パーセントであったと報じています。そして、変形性膝関節症に対する治療は大腿四頭筋の筋力増強訓練、薬物による疼痛管理、ヒアルロン酸注入による軟骨摩耗の抑制、人工膝関節置換術の施行など、総合的な治療が求められる。したがって、「早期の段階で、専門医による適切な治療を受けて欲しい」と呼びかけています。

また、「こうすれば膝痛は治せる」――変形性関節症の克服法――と言う訳本（B）は次の九ヶ条を挙げています。

①徹底した医師の診察を受ける。
②傷めた関節を修復するため、グルコサミン、コンドロイチン硫酸を接種する。
③関節にかかる負担を最小限に抑えるため、人体の構造と運動機能を力学的に改善する。
④定期的に運動する。
⑤関節のためを考えて、健康的な食生活を心掛ける。
⑥理想体重を維持する。
⑦抑うつにならないように努力する。
⑧必要に応じて薬も併用する。
⑨前向きな思考を心がける。

Ａ、Ｂともに強調しているのは、専門医による医師の診察を受けることです。
膝痛のほとんどは変形性膝関節症ですが、滑液包炎や痛風など鑑別しなければならので、経験のある専門医の診察で、正確な診断を受けることです。正しく変形性膝関節症と診断された後、どのように対処したらベターなのか、何をすべきかを考えるためにAとBのポイントを述べてきました。A、Bとも医療だけでなく、総合的治療を主張しています。

Bは具体的に九ヶ条について述べている点がわかりやすく優れています。

Bの九ヶ条のうち、①と②を除けば全て自分自身の心がけ次第で可能なことを良く理解して頂きたいと思います。特に②については、医学的、医療的研究によれば、根拠はないことになっています。

⑧は疼痛コントロールのことですが、痛みを客観的に評価することはできず、個々人の訴えが決め手となるのが大きな問題点です。「日常生活に大きな支障とならぬ限り、痛みとも仲良くしましょう。」というのが私の考えです。痛み止めは神経毒です。副作用のない薬は存在しません。必要かどうかは当人が決めるのです。「本人が主治医、医師は助っ人」です。

体重です。

「⑥の理想体重を維持する」は私の拙い経験からですが、膝痛のほとんどの方は重い体重です。

まず体重減少を試みるべきです。しかし、急激な体重減少は「利少なく、害多し」ですから、焦らず、休まず、継続して少しずつ減量するようにしてください。必ず効果が出ます。二〇歳頃の体重が各人の標準体重とも言われています。

④、⑤はもちろんですが、⑦、⑧は各人の「こころ」の問題です。これへの対処がなくて、膝痛をコントロールすることはできないでしょう。

最後に、Aで述べている「人工膝関節置換術」について私の経験から得られた考えを述べます。それは素晴らしい治療法と学会も認めています。大きな問題点は「今日の自分が一番元気」で置換術を受けた患者さんが日一日と加齢を重ねることです。

人工関節はほとんど変わりませんので、加齢現象を避けることのできない人体との間で徐々にギャップを生じないはずがありません。それを克服できる方は居られるでしょうか。手術前にもまして薬物治療を受けている方が多いような気がします。

要は自分を律し、まず自身でできることを実行してみることです。必ずや、シニアライフはそれなりに健やかで、楽しいものとなるでしょう。

腰痛を考える

腰痛は、ほとんどの人が経験しており、整形外科の日常診療のなか最も多い愁訴で外来患者の二〇～三〇パーセントとも言われています。

腰痛のおこってくる原因は骨や筋肉の異常に基づくものが多いのは当然ですが、内臓の異常によることもあり、先回述べた膝痛とは異なり複雑多様であります。

それは、安静時、運動時に関わらず腰部に疼痛を感ずる疾患のうち、特に原因を明らかにできないときに用いるものとして「腰痛症」という症状による診断名があることでも分かります。腰痛症は、しばしば綿密な病歴の聴取や身体所見の観察、適切な画像診断、さらに必要ならば血液検査なども行い、腰痛の原因疾患を十分に検索してもはっきりしない場合、初めて用いるべきものとされています。経験豊富な専門医の的確な診断を受けることは膝痛のとき以上に大事なこととなります。腹部や骨盤内疾患がしばしば関連疾患として腰痛を誘発することも忘れてなりません。

腰痛になる原因はさまざまですが、まず、急性に発症するものと慢性に経過するものにわけて考えます。

急性発症の代表は、いわゆる「ぎっくり腰（腰仙部挫傷・捻挫）」で急激に発症する強い腰痛を総称するもので、不用意な体幹の前屈（前かがみ）や捻転（ねじれ）、重い物の持ち上げ等に際し、急に腰部に激痛を生じて体を動かすことができなくなり、背中は緊張し、痛みのため側彎（左右どちらかに曲がる）となることもあります。原因は椎間板線維輪の損傷、椎間板ヘルニア、椎間関節障害、腰背筋や脊柱靭帯の損傷、骨粗鬆症に伴う圧迫骨折、脊椎・脊髄などの各種疾患（特に癌転移や炎症）の可能性があるとされますが、原因不明の場合も多くみられます。通常は一～二週間の保存療法（後述）で軽快しますが、もしも症状が持続したり、憎悪するときには精査が必要となります。

慢性経過の場合は、まずX線像で椎体に骨棘があれば変形性脊椎症、椎間関節症、脊椎分離症など考え、特別な所見がなければ慢性腰痛症と診断されます。

以上のように腰痛の原因はさまざまですが、なりやすい人には共通の傾向があることが指摘されています。

○立ったままその場での作業は筋肉疲労と不良姿勢（腰の反り返り）によって椎間板にかなり負担がかかるためになりやすい。
○長く座っている姿勢も立っている状態より椎間板にかかる負担は大きく、不良な姿勢なのでなりやすい。
○同じ姿勢を長時間続けている。
○重労働や運動のし過ぎで筋肉疲労がある。
○運動不足で足腰の筋力が低下している。

○きつい下着をつけていると血行が悪くなりやすい。
○ベットが柔らか過ぎると腰の部分が沈んで負担がかかる。
○冷えると血行が悪くなり腰痛を招きやすい。

などです。なかなか実行できないと最初から諦めるのでなく、本人の一寸した注意、「ながら」の中での工夫により可能なことばかりです。腰に負担のかかる姿勢や動きを避けることが大切なのです。

まず、実行してみて下さい。

○腰を「くの字」にして横向きに寝る。
○お腹の下に座布団を入れてうつぶせに寝る。
○足の下に座布団を入れて仰向けに寝る。

などです。

ぎっくり腰など急に生じた腰痛は冷やすことで痛みが和らぎます。しかし、痛みが増すような場合は当然ながら中止しなければなりません。長時間の冷やし過ぎは回復を遅らせる恐れがあるので注意すべきです。

慢性の腰痛は温めたり、マッサージをするのが効果的ですが、患部に打撲や外傷があったり、また熱をもっているときは温めるのは禁忌です。

以上述べた保存的療法でも軽快せず、むしろ増悪するときには経験豊かな専門医の診察を仰ぎ、手術の適応などについても相談するのがベターでしょう。インフォームドコンセントの時代です。手術するかしないかは患者さん貴方が決めるのです。十分な説明をよく聴き、しっかり納得した上での同意です。

例えば、腰椎椎間板ヘルニアなどが原因で起る腰痛も重症になると手術が必要とされています（なにを重症とするか、ここが問題です）。最近は内視鏡を使って約一六ミリメートルの小さな創で手術ができ、翌日から歩くことができるとのことです。

世の中、総てバランスです。貴方自身にとって何にメリットが多く、ベターか、貴方自身の納得の上で決断してください。

睡眠障害を考える

「眠れない」との訴えには色々な原因があり、それを一括して「睡眠障害」と呼称しています。

わが国では、おおよそ五人に一人は眠ることになんらかの問題を抱えており、二〇人に一人は過去一ヶ月間になんらかの睡眠薬を服用しているとの報告もあります。大変な頻度と思います。

人間は数日間一睡もできない状態になりますと、生命の危険に曝されると言われており、それにまつわる話は良く聞くことがあります。

入院した患者さんがよく「眠れない」、「一睡もできない」と訴えます。自宅と病院との環境の大きな違い、病気に対する限りない不安やベッド上での安静による運動不足など、眠れないほうが当たり前かも知れません。

笑い話のようでいて、切実で核心に迫るような話があります。清水保佑先生がお書きになった「人が治るということ　助けるということ」という私も少し関係した本の「クスリと大脳」の項から引用します。清水先生の所には多数のお客さんが「不眠相談」にいらっしゃるとのことです。

実はこういったお客様に限って、相談の途中、私の前で居眠りをします。当たり前です。

人間眠らなければ生きていけません。ですから、「ここでは眠っていいんだ」と思えるから眠っているのです。

本人の「大脳」が「寝ていない」と錯覚している勘違いしているのが「不眠

症」の実態です。

私の治療はいたって簡単です。その方が居眠りしているときに、肩をゆすぶって、「お客さん、ダメだよ眠っちゃあ……」。

これで、この相談にきたお客さんの治療は終わりです。もちろん、眠らなくては生きていけないこと、眠っていないと勘違いしていることなどを説明します。

これで完治してしまうのが、「大脳を持った人間」なのです。

「人が治るということ　助けるということ」（清水保佑・著　オルタナティブ選書）

睡眠には「からだの眠り＝レム睡眠」と「脳の眠り＝ノンレム睡眠」の2種類の睡眠形態があります。

レム睡眠は肉体的な疲労を回復させるための眠りで、ノンレム睡眠は大脳を休息させるための睡眠です。

鳥類や哺乳類のように大脳皮質が発達した恒温動物はレム睡眠とノンレム睡眠の両方の形態をとっています。

一晩の睡眠を主観的に考えると、寝ついてから深い眠りが朝まで続き、ときどき夢をみたと思うくらいです。しかし、実際は寝入りばなの三時間の間に最も深いノンレム睡眠が現れ、それ以降はレムとノンレム睡眠が約九〇分の周期で出現します。ちなみに、魚類、両生類や爬虫類などの変温動物はレム睡眠です。

睡眠障害と言っても概して四つのタイプがありますので、専門家の診断を仰ぎ適切な対処をすべきですので、概説をします。

①入眠困難

床についてもなかなか眠りにつけないタイプ。不安や緊張が強く、身体疾患（睡眠時無呼吸症候群＝あえぐようないびきをかく、ミオクローヌス症候群＝足などにピクンとした痙攣がおこる）、神経質で睡眠へのこだわりが強いなど。

②中途覚醒

夜中に幾度も目が覚め、その後眠れないタイプ。身体疾患（頻尿、疼痛、痒み、睡眠時無呼吸症候群、ミオクローヌス症候群）、精神疾患（うつなど）、ストレス、環境の変化、アルコール摂取、加齢など。

③早朝覚醒

普段より早く目が覚めてしまい、それから眠れないタイプ。うつ、加齢、体質など。

④熟眠障害

眠りが浅くて、睡眠時間のわりに熟睡した感じがない。うつ、加齢など。

これらの症状は同時に複数現れることがあります。入眠困難、中途覚醒および早朝覚醒は熟眠障害を伴うことが多いとされています。

人は百人百様で、世界中一人として同じ人はいません。睡眠障害もまた千差万別で複雑です。しかし、個々人がよく考えそれぞれに対処すれば解決されることを良く、見聞します。その思考のベースとして、厚生労働省、精神神経疾患研究委託費による「睡眠障害の診断・治療ガイドライン作成とその実証的研究班」の研究報告書にある「睡眠障害対処12の指針」が良くまとまって分かり易いので、余分かも知れませんが私なりに少々説明を加え紹介します。

①睡眠時間は人それぞれ、日中の眠気で困らなければ十分

・睡眠の長い人、短い人、季節の変化、八時間にこだわらない

・歳をとると必要な睡眠時間は短くなる

睡眠時間ほど個々人により長短のあるのは、エジソンが四時間の睡眠で十分であったなど挙げる必要もなく、みなさん先刻ご承知のごとくです。八時間などにこだわることはナンセンスと言えるでしょう。朝になんとか目覚め日中の眠気を、しのげるなど日常生活に大きな支障がなければ何時間寝ようが気に掛けないことです。高齢者は労働（体を動かす）時間が少なくなるからでしょう、睡眠時間は短くなります。睡眠

不足でノルマの仕事に差し支えるということはほとんどないのが定年後の高齢者です。おおらかに過ごしましょう。

②刺激物を避け、眠る前には自分なりのリラックス法
・就寝前四時間のカフェイン摂取、就床前一時間の喫煙は避ける
・軽い読書、音楽、ぬるめの入浴、香り、筋弛緩トレーニング

私達は日中の活動から夜の休息・睡眠時間に適合する自律神経に変えなければなりません。昼の交感神経から夜の副交感神経支配への変換が少しでもスムーズにいくような生活習慣を作ることです。高齢者は血液サラサラを考えるあまり、水分を摂り過ぎてないでしょうか。高齢者では三時間前後で小水のためトイレに行くのは、私は病的なものでないと理解しています。夜九時頃に床について朝六時頃に床を離れるのでしたら九時間横になっています。その間、三～四回トイレというのは高齢者にとって、熟睡感は得られませんが、何の心配もないと思います。

③眠くなったら床に就く、就床時刻にこだわりすぎない

・眠ろうとする意気込みが頭を冴えさせ寝つきを悪くする

睡眠時間を決め、その時間に眠ろうとすると、却って神経の高ぶりにより目が冴えることになります。眠くなったときに床に就くようにすることです。

④同じ時刻に毎日起床

・早寝早起きでなく、早起きが早寝に通じる

・日曜に遅くまで床で過ごすと、月曜の朝がつらくなる

とにかく、早起きの習慣をつけることです。それは無理だと初めから決めたら何事も改善しません。自分なりに少し無理しても始めることです。休みだからと遅くまで寝ているとその夜はなかなか寝つけなくなること（入眠困難）があります。ちょっとした気遣いで改善されます。

⑤光の利用で良い睡眠

・目が覚めたら日光を取り入れ、体内時計をスイッチオン

・夜は明るすぎない照明を

朝の光を目はもとより深呼吸など五感で感じ体内時計をスイッチオンにしましょう。その日の活動がスムーズに進みます。寝室での照明は明るすぎないこと、人によっては全く照明のない方が良好な睡眠が得られます。

⑥規則正しい三度の食事、規則的な運動習慣

・朝食は心と体の目覚めに重要、夜食はごく軽く

・運動習慣は熟睡を促進

起床後は胃の運動など消化機能が活発でないので、あまり食べない方が良いとする説もあるようですが、特に肉体労働など仕事量の多い方は腹八分目、必要カロリーを

補うべきです。でないと「やるぞ」という活力が出てきません。活力をもって、十二分に働くからこそ熟睡ができるのです。運動量の少ない仕事の人は簡単に続けることが可能で習慣にすることのできる日常生活のなかで「ながら」の運動（エレベーターに乗らないで歩く、掃除中や寝床の中などでの工夫）を実行しましょう。

何事も基本は規則的なことです。人間は利口にできていますからエネルギー補給もされるべきときにされないと、貯める能力（脂肪貯留＝肥満）ができやすくなります。就眠直前の食事で胃腸が消化の為に働いているときはよほど疲れてない限り眠りにくくなります。

⑦昼寝をするなら、一五時前の二～三〇分

・長い昼寝はかえってぼんやりのもと

・夕方以降の昼寝は夜の睡眠に悪影響

一般に長い昼寝や宵寝は夜の自律神経支配優位にしますので、昼の神経を取り戻すのに時間を要し、ぼんやりしてしまいます。日中で最も眠気の襲う午後一時～三時頃適当に短時間眠ることは、その後の仕事能率を高めるにも良いことです。

⑧眠りが浅いときは、むしろ積極的に遅寝・早起きに

・寝床で長く過ごしすぎると熟睡感が減る。

眠りが浅ければ、ちょっとした物音などでも目を覚まし、熟睡感が得られないことがあります。睡眠の質を高め熟睡感を得るため、敢えて就眠時刻を遅くし起床時刻を早くして就眠時間を短くすることで好結果が得られることがあります。肉体的疲労が熟睡感をもっとも高めます。

⑨睡眠中の激しいイビキ・呼吸停止や足のぴくつき・むずむず感は要注意

・背景に睡眠の病気、専門治療が必要

眠れないという方のなかには上記のような症状の方がおります。「睡眠時無呼吸症

候群」、「睡眠時周期性四肢運動障害」や「むずむず脚症候群」など専門医の診断、治療が必要な方がおります。素人判断をせずに専門医を訪れましょう。

⑩十分、眠っても日中の眠気が強いときは専門医に

・長時間眠っても日中の眠気で仕事・学業に支障がある場合は専門医に相談

・車の運転に注意

睡眠時間が十分と思っても日中に強い眠気があり、日常生活や仕事に支障がある場合には過眠症（ナルコレプシなど）の心配があります。専門医の適切な診断、治療を受けるべきです。特に車の運転は危険ですので専門医を訪れて下さい。

⑪睡眠薬がわりの寝酒は不眠のもと

酒などアルコール類は眠気を催して入眠を助ける作用がありますが、眠りを浅くしたりし良眠にとっては逆の作用をしますので注意しましょう。

⑫睡眠薬は医師の指示で正しく使えば安全

・一定時刻に服用し就床

・アルコールとの併用はしない

⑨、⑩などの方はどうしても、薬のお世話にならないと睡眠障害を解決できないかも知れません。肩に力を入れず、医師の指示に従って正しく服用することです。決してアルコール（酒類）と一緒に服用しないことです。

睡眠障害は決して恐ろしいものでありません。①〜⑫をよく考え、理解して対処してください。必ず解決されます。あなたの朝が爽快な目覚めであることを祈って。

4章

ロートル医の試み――

患者自身の意識を変えるために

セカンドオピニオン――主治医以外の第二の意見

二一世紀の医療の特徴は「インフォームド・コンセント」と「QOL」と言われています。色々と訳語はありますが、一般的に「(十分な)説明と(納得の上の)同意」、「生活の質」と訳されています。「十分な説明」は医療側であり、「納得の上の同意」は患者さん側です。

ご承知のように現今では患者さんの納得した上での同意がない限り医療側は何事もできないことになっています。そこで問題なのは医療側が十分な説明をしたとしても、患者さんの納得が十分に得られないのが多いことです。とくに多忙で時間不足の担当医(主治医)だけの説明では納得できかねることがほとんどでしょう。

そこで「セカンドオピニオン」という新しい考え方が、医療の世界に出てきました。直訳すれば「第二の意見」となります。具体的には、診断や治療方針について主治医以外の医師の意見を求めることです。

医師からインフォーム（説明）を受け、例えば手術を勧められても、情報も知識も少ない患者さんや家族にとってどのように返事をしたらよいのか迷うのが当然のことと思われます。そこで、知識を持っている人（専門医）に相談し、意見を聞いてみたいということになります。これはごく当たり前のことで、世の中もそのように動いています。

特に、がんや心臓病のように治療法が日進月歩している領域では、セカンドオピニオンの必要性はより高まります。新しく加わった治療法を加え、その選択肢は多岐に渡るため、専門家でさえどのような治療法がベターなのか判断に困り、他の医師に意見を求めることもしばしばあります。ましてや知識や情報の少ない患者さんにしてみればなおのこと判断できず、困惑します。最新の医療情報を持っている専門家に相談し、意見を聞くことが大切で不可避のこととなります。例えば、胃がんの手術到達法一つとってみても、内視鏡、腹腔鏡、開腹術などさまざまです。

セカンドオピニオンは、患者・医師双方にとってさまざまなメリットがあります。

治療を受けるほう（患者）はセカンドオピニオンによって現在の治療方法に理解、納得し、不安がなくなり、現状の治療に安心して取り組めるようになります。また、他のよりよいと思われる治療を選択することもできます。ときには異なる診断（誤診？）となり、正しい治療に修正されうることもあります。

一方、医師には見落としを減らし、よりよい治療方針を立てるのに役立ちます。また、病気や治療法に関して、治療を受ける方の理解が深まれば、結果的に医師との信頼関係をより深く築くことになります。この「主治医との信頼関係」は、セカンドオピニオンを受けるにあたって大前提とも呼べる項目です。というのは、私の経験から主治医に無断で来られ、そのことが関係を面倒、複雑にしているからです。セカンドオピニオンを必要と思う患者さんは、遠慮せずに主治医に相談すべきです。それにより主治医との良好な関係を保てるのです。

セカンドオピニオンを受けたいと思ったら、それを希望する旨を主治医に伝え、相談の上、紹介状と診療情報をもらいましょう。また、病気の経過と聞きたいことをまとめ、メモをして持参しましょう。

セカンドオピニオンは担当医から診断、治療方針の説明を十分に受けたつもりでも、納得できず判断に困っている方が受けるものです。そこで、患者さんが不安や判断に迷っている診断、治療法が医師の医学的な診断のもと、提示されるのが前提となります。説明も十分に聞かず、感情的にうまくいかないという方は対象になりません。あくまでも、別の医師の意見も聞いてみたいと言うことで、前の医師による診断や治療法の善し悪しを判断してもらうためではありません。もちろん、医療訴訟の目的にセカンドオピニオンを受けても、問題解決には役立たないでしょう。

私のホームページ「今充のセカンドオピニオン・クリニック」の開設趣旨には、次のように書いていています。


「セカンドオピニオンという言葉をご存知ですか?? そのまま翻訳すれば「第二の意見」ということになるでしょう。実際には自分で受けた診断や治療の方針に関して、主治医以外の医師の意見を聞くことです。

現在でも日本では、他の医師の意見を聞くなどということはその医師に対して失礼であるとか、信頼関係がくずれるなどと考えられています。しかし、患者さんにとって診断や治療の方針はとても大事なことです。

そして治療方針に関しての決定権は患者さん自身にあるのです。ですから、疑問点などがあれば、主治医に十分な説明を求めることは何ら失礼なことではありません。「十分な説明と同意」、いわゆるインフォームド・コンセント」が重要であります。ですから「セカンドオピニオン」と「インフォームド・コンセント」は車の両輪とも表現されます。

担当医のみの説明よりも、セカンドオピニオンを求められた方が、より十分な説明と患者さん側のよりよい納得の上の同意が得られるのは当然なことです。私自身は、病気に関しては医師選びが総てと思っています。情報公開の時代です。隣の患者さんの話を総てと思ってはいけません。世界中に一人として同じ患者さんはいません。胃がんといっても貴方と同じ胃がんの方は一人もいないのです。世界中唯一の名医を探せる幸運な方は一般的に、物理的に言っても無理です。

「QOL（生活の質）」とは自分の「生活の質」であって、どなたのものでもありません。不明だったら遠慮せずにセカンドオピニオンを求め、可能な限り不安を取り除き、自分の命をお預けした担当医を信じ、自分の生命力を信じて十分に納得したうえでの同意した医療を受けましょう。各人各様最善の予後が得られること間違いありません。

セカンドオピニオンルームの成果

日本では、まだまだセカンドオピニオンに対して「主治医に対して失礼なのでは」という考え方も根強いようで、まだ全国的にその考え方が普及しているとは言えないようです。ただ、一部の病院では院内に〝セカンドオピニオン外来〟を設置しているところも増えてきました。

私自身も依頼を受け、平成一六（二〇〇四）年より、それまでの国立弘前病院が独立行政法人になったのを受け、それを期に設置されたセカンドオピニオン外来の担当医となりました。

このセカンドオピニオン外来は、弘前病院の通院、入院患者を主な対象として週一回午前一〇時〜午後一二時半まで開かれ、相談が無料ということもあって、担当医の私は数多くの相談を受けることとなったのです。

ここで、開設から三年間の相談者のデータをまとめたので、それに基づいて話を進めさせていただきます。

相談者の男女比はほぼ半々、年齢層は七〇歳以上の高齢者が半分弱で、最年長の相談者は八七歳の女性、最年少は三ヶ月の男児（実際の相談者はもちろん両親）でした。

やはり高齢になればなるほど自分の体に関する愁訴が増えるのは致し方なく、高齢者の相談者が多いというのも宜なるかなと考えます。

相談者数と相談件数の比較ですが、三年間で総計一三二名から相談を受けましたが、実際の相談回数は二二四回で、つまり複数回の相談者（リピーター）がいたことを意味します。一人あたりの最高相談回数は一〇回で、六七歳の女性でした。この方は病院の入院患者でしたが、それ以外にも複数相談者はいわゆる外来ではなく、病院の通院者、入院患者が多い傾向がありました。おそらく、身近なので親しみを感じてもらえたということなのでしょう。

主な相談内容ですが、一番多かったのは「現在受けている診療の診断と治療に関する内容」でした。その背景には多くの場合、患者さんの側に「診療を理解できないことによる不平、不満」があり、そして「医療側に遠慮して、それを直接伝えることができない」という状況があります。このケースの場合、セカンドオピニオンを求めるというよりも医療相談的な意味合いが強くなっていると感じました。

次に多かったのが「「手術に関する内容」で、大きく「手術の受容」と「手術後の不満」という二つに分けられます。まず「手術の受容」についてですが、手術を受ける前の患者さんは、非常に不安なものです。不安であるが故に、さまざまな疑問も出てきます。これを担当医に直接ぶつけることができず、どんどん不安がつのって相談に来るのです。「手術後の不満」については、手術前にキチンと受容ができなかったことが大きな問題かと思われます。手術というのは、生体に創をつけ、臓器の一部を切除、摘出するものですので、それによる不都合はどうしても生じます。それを事前に受けいれてなければ、不平や不満が出るのも当然でしょう。

その次に「がん治療」が来ます。大筋「治療と診断」の項目と重複しますが、がん治療では特に「抗がん剤の副作用」についての訴えや相談が多いです。

その他、「投薬」「終末医療」「主治医の変更」と続きますが、総じて言えるのは、「患者さんと医療側のコミュニケーション不足」が大きな問題だということです。逆に言えば、患者さんと医療側のコミュニケーションがキチンと取れていれば、患者さんの不安や不満の相当数が軽減できるのです。

もちろん、これには医療側はもちろん、患者さんの側にも歩み寄りが必要ですから、一朝一夕に解決するものではありません。そのために、セカンドオピニオンを利用するのは非常に有意義であると思いますし、十分に役立てて欲しいと考えているのです。

賢い病院、医師の利用法の一例

この間の話です。

ある患者さんが、東京の病院で「心臓に房室ブロックがあるからペースメーカーを付けなさい」と診断されました。急にそういう話になったのでびっくりするだろうから と、診察した医師は「セカンドオピニオンを求めたらどうですか」と言ったのです。

手術適応の判断というのは、一人の医師ではなかなか難しいです。というのは、同じような症例、症状でも、ある医師は「手術したほうがいい」と言い、またある医師は「手術しないほうがいい」と言う、といったケースが少なくないからです。

そこで、その患者さんは故郷である弘前市に住む父親に相談し、その父親からの相談で、私のところに来ました。私は、「まずは弘前大学で診察してもらいなさい」と言いました。元勤務先を持ち上げるようで恐縮ですが、弘前大学病院の内科はすごく心臓の勉強をしているところだから、そこのセカンドオピニオンを受けるのがベストと思ったからです。弘前大学病院の医師は、一日入院させて、二四時間の心電図を見ました。そうしたら案の定、「今のところは房室ブロックがないようだから様子を見ましょう」という診断結果だったのです。

普通「セカンドオピニオンを求めたらどうですか」とまで医師に言われたら、みんな「そう言われるくらい重症なのか」と思って、普通の人だったらセカンドオピニオンを求めるまでもなく、ペースメーカーを入れてしまうでしょう。私でもそうしてしまうと思います。

ただ、その人はたまたま弘前が地元で、さらに父親の友人である私がたまたまセカンドオピニオン医をやっていたということです。

ところで、「房室ブロック」という言葉を家庭医学事典で引いてみてください。症状が何段階もあります。そして、「アダムス・ストークス発作を起こしたら、ペースメーカーを考えなければダメです」と書いてあります。これは素人でも調べられます。ですから、診断がついたら、まず家庭医学事典を見てください。そうすれば、医師に頼らずとも、ある程度の判断はできるようになります。その「ある程度以上」の判断をするときに、他のセカンドオピニオン医に手助けしてもらえばいいわけです。

これが賢い医師と病院の利用法です。

無料健康相談――「心の医療」の隙間を埋める

平成九（一九九七）年三月、長年勤務していた弘前大学医学部を定年退官し、その八月から弘前市の隣にある尾上町（現・平川市）にあります「つがる温泉」にて無料健康相談室を始めました。

以来、主に青森県内の患者さんを中心に細々と続けておりましたが、それが全国からの相談を受け付けるようになったのは平成一八（二〇〇六）年五月四〜五日、早朝のＮＨＫラジオ第一放送の番組「こころの時代」に私が出演してからのことです。四時四五分くらいに放送が終わったのですが、その後間もなく、つがる温泉に四国の方から問い合わせの電話が入ったのです。その反応の早さに驚くとともに、マスコミが社会に及ぼす影響力の大きさを、まざまざと思い知らされました。その後も、全国からわざわざ飛行機で相談に見えられる方などもいらっしゃるようになり、現在に至ります。

この無料相談室ですが、木曜夜二回、日曜昼二回の計月に四回行っております。木曜が夜なのは「会社帰りの方が来られるように」、日曜が昼なのは「お年寄りの方などが車が運転できる方に連れてきてもらえるように」という理由からです。

実際の内容ですが、特別なことはしていません。診察ではなくあくまでも「相談」ですから、医療器具も血圧計くらいです。

これまでのべ一〇〇〇件以上の相談を受けましたが、一番多いのはやはり「症状の愁訴」です。例えば「ひざが痛いのだけれど、どこの病院に行けばいいのでしょうか」といった相談です。次に多いのが、「セカンドオピニオン」的な相談です。三番目に多いのが、「いろいろな病院にかかったが治らず、もう行くところがなくなった」という相談で、この場合は健康相談というより「人生相談」の意味合いが強くなる気がします。実際、こういう形で一通り話を聞いてあげると、スッキリするようで笑顔で帰られる相談者の方が多いのです。

現実問題として、今の医療ではこういった患者さんの「心の問題」に対応するには、時間もマンパワーも足りないと思います。そういう足りない部分を補うために、このような無料健康相談の大きな存在意義があるのではと考えているのです。

「いっつ癒しの旅」――がん卒業旅行

平成二〇（二〇〇八）年の春に、作家の俵萠子さんの紹介で逸見晴恵さん主催の旅行企画「いっつ癒しの旅」――がん卒業旅行に、医師として参加する機会に恵まれました。

逸見さんは、元アナウンサーの故・逸見政孝さんの奥様で、旦那さんをがんで亡くしただけでなく、ご自身も子宮頸がんになった経験をお持ちです。その経験を生かし、執筆、講演活動などに大活躍されています。

この「いっつ癒しの旅」は、がん患者さん同士の旅行を通じて、闘病への気力を高めるべく、医師同行のもと無理のない行程を心がけたツアーで、これまで五回行われています。それにしても〝がん卒業旅行〟とは素晴らしいネーミングです。

今回六回目となる旅の日程はスペイン六泊八日、総勢二〇名でその内がん術後患者さんは一〇名でした。患者さんはそれぞれに、時に応じ対処の方法を体得された方たちが多く、私にはちょっとした講話の時間以外に特別な出番はなく、成田空港にて参加者全員が無事笑顔で解散できたことは喜ばしい限りでした。

主催者の逸見さんは、がん卒業旅行についてこう語ります。

旅を終えても癒しの輪はひろがっていきます。参加者の方が検査のために訪れた病院で「再発治療中の仲間に写真を見せながら旅の話をします。すると入院中の仲間の顔も輝きます。〝生きよう〟と思ってくれる。この力は大きいです」と。何であれ未来の夢に向かって可能性をひろげていくこと。それががん克服の力になると思います。余分な不安を取り除くには正しい知識が必要ですし、自分の治療への理解も必要です。そしてそれをしっくり伝えるには心が開放される旅がもってこいです。

旅に出ることは日常から解放されて、ストレス解消に一番良いと申します。日本ではとうていできそうもないファッションに挑戦するのもいかがでしょう。行く前からワクワクします……。

その年の八月、一緒にスペインに行った旅の仲間たちが、逸見さんをはじめとして九人も毎年八月一日から一週間にわたって行われる「弘前ねぷたまつり」を見るため、仲間の一人で弘前在住のKさんを訪ねました。私も弘前在住なのでご一緒させていただいたのですが、弘前の勇壮で幽玄なねぷたを満喫し、仲間同士こころを通わせ、こころを癒し、元気を一杯にしていました。

そのときに弘前にいらっしゃった仲間の一人にSさんという方がいます。Sさんは、乳がん術後四年目で、肋骨三カ所、骨盤一カ所の転移があり外来治療中ですが、旅行の仲間たちの中では一番の張り切り者で、活発、元気いっぱいで何の愁訴も言いません。「笑顔、朗らか、ストレス解消」を最良の治療と考えており、私が「がん卒業旅行」仲間の模範生のお一人として最優秀賞をいの一番に差し上げたい方です。

一般的にがんはごく最近まで、ある意味では現在でも「不治の病」と理解されています。それは、がんと診断されても直接患者さんには告げられず、その場合経過良好でもがんの治療がうまくいっているとは気づきません。その一方で、不幸にも亡くなられたときには「がんだった」と知れ渡るので、がんはほぼ「不治の病」と思われがちなのです。

「がん」という名前に取り憑かれないことです。がんに心が向くのは当たり前のことですが、実現不可能な不老長寿を求めず、限りある、生かされている人生を「どう生きるか」が肝要です。自分の満足や快楽のために生きる限り、命の深さは実感できません。最新の免疫学が証明しているように、「笑顔」で、「大声で笑って」自己免疫力を高め、がんと共に生きましょう。

緩和医療も進歩しました。WHOが定義するまでもなく、がん治療初期から緩和医療を十二分に取り入れ、できれば自分のペースで生活のできる在宅医療を心掛け、その上でぜひとも「旅」に出掛けましょう。患者さんの心掛け次第で、それができるようになったのです。

最後に、私をこの旅に招待してくださった俵萌子さんは、旅行の約半年後の一一月に、残念ながら鬼籍に入られました。自身も乳がん患者だったことから前述の「1・2の3で温泉に入る会」を立ち上げ、会長を務められました。その後肺がんも発症し、旅行後に手術をされましたが、旅行中はとても元気だったので、その悲報には本当に驚きました。

「元気の丘」――菊地眞悟さんの取り組み

北海道の中心・札幌駅から、特急に乗ると約五〇分で滝川に着きます。そこから車で約二〇分走ると、赤平市の丘稜地「元気の丘」に到着します。降車した途端から、すがすがしい空気、広々とした見晴らしの眺望に、今まで身辺にまとわり着いていた雑念、雑務から解き放たれた気分に浸ることができます。

「生命（いのち）の力を高めれば〝なにがあっても大丈夫〟」と教え、「本物の治す力」を探求してやまぬ菊地眞悟さんが、平成一六（二〇〇四）年、「一人ひとりが生命のもつ本来の力を実感し、自分の健康を、病院にも行政制度にも任せ切りにしない〝新生活習慣〟を身につけていただく」ことを目的に、元気を創るためのネットワーク「元気の会」を立ち上げ、その活動のヘルスフルセンターとして創成したのが「元気の丘」です。

その年に、菊地さんはわざわざ弘前に初めて私を訪ねてきました。私がかつて内地留学していた東北大学細菌学教室の同門である前田浩先生（熊本大学名誉教授・崇城大学薬学部教授）の紹介です。これが現在に至る菊地さんとのお付き合いの始まりなのですが、そのとき菊地さんの語られたご自身のお話に、私は大変感動したのです。

これは、菊地さんが現在の事業を営まれるきっかけとも言える出来事なのですが、菊地さんは三〇歳のとき、農作業中にトラクターから転落し、脊髄損傷の大怪我をしました。医師からは手術を勧められましたが、菊地さんは、同じ病院で後遺症やリハビリに苦しむ他の患者さんの姿を見て不安になり、手術を受けずに退院したのです。医療に頼れなくなってしまった菊地さんは、薬を使わず、自然の中で自然のままにリハビリを行い、その結果一年後に見事治癒したというのです。

ここで、菊地さんは人間の持つ自然治癒力のすごさを実感しました。そして、どんな治療をしても、その人自身の自然治癒力が高まらない限り、どんな病気も治ることはないと確信したのです。

その後、菊地さんは「植物には人間の自然治癒力を高める効果がある」という先人たちの研究を受け、独学で植物のエキスの抽出法を研究、ついに独自の抽出法（循環多段式加圧抽出法）を開発し、その抽出物は「安全で機能性の高い食品」として一般の方々だけでなく、各種医療機関、研究機関などから高い評価を受け、現在に至っているというわけです。

「元気塾」――なにがあっても大丈夫

菊地さんは、常日頃から拝金主義、画一的マニュアル主義といった特徴を持つ現代医療に不満と疑問を持っており、一部の医薬品がもたらす副作用については非常に問題視していました。そして、なんとかしてこの国の人たちにそういった現代医療の問題点を排除した、〝真の患者目線の医療〟を提案していきたいと考えていました。

その試みの一つが、この「元気塾」です。患者さんの目線に立った医療を実現するためには、もちろん医療側の意識変革が必要不可欠ですが、それだけでなく患者さんの側の意識改革も必要なのではないか――そう考えた菊地さんが、その意識改革のお手伝いをするために、病院にも行政制度にも任せきりにしない〝新生活習慣〟を身につけていただく方法論を学ぶ塾として設立したのです。

人間は誰しも自己免疫力、自己治癒力というすばらしい力をもっています。

健康を保ち、病気を治す力は本来的にその人の生命力そのものです。医療技術や薬物は人間の生命力を補助するために生まれてきたものにすぎません。

これが、元気塾設立に当たって菊地さんが掲げたコンセプトです。このコンセプトに賛同し、菊地さんの人柄に引かれた医師、研究者、太極拳指導者など総計一二名が講師として集まりました。私も、臨床系医師の一人として、講師に名を連ねさせていただきました。そして菊地さん自身も、〝塾長〟として講師陣の一人に加わったのです。

平成一七（二〇〇五）年二月一九日、元気の丘で赤平市長をはじめ各界の名士ら多数参列の上盛大に開校式が行われると、その年の六月三〜五日と、七月一〜一〇日の二期に渡り最初の講義が行われました。受講者は、地元・北海道だけではなく東京や仙台からも参加された方を含め、二五名でした。

講義は原則九時〜一六時一〇分までで、その後は笹ムロ入浴、夕食、そして全員でのディスカッション、生活習慣相談が一九時～二〇時半まで隔日くらいに行われます。

「笹ムロ」とは、菊地塾長が創案した「循環多段式加圧抽出法」でクマ笹から機能性食品としての有効成分を抽出した後の搾り粕のファイバー（コルケミシート）で天井と壁を作った「ムロ」です。その天井と壁から八～一二ミクロンの遠赤外線が発せられます。ムロ内の温度は四二度に保たれ、体への負担をかけず、体内に熱をため、人体構成六〇兆の細胞を元気にすることで、今まで誰も体験したことのない心地よさを五感に感じることができます。また、笹ムロ入室前にＡＨＳＳ（クマ笹抽出エキス）を飲用すると、自己免疫機能が上昇することが科学的、免疫学的に証明されています。

元気塾のスケジュールで特徴的なのは、「健康カルテ」を受講者がそれぞれに作成し、学習レベル毎に終了後、自己評価と生活改善プランを作り、受講後の実践のための「実践と応用のためのシュミレーション」を学習することです。

そして各人の「面談」後「卒論発表」があり、修了式となります。初めての修了式は、私にとって極めて感慨深く、感動的なものでした。とくに、病気療養中だった菊地塾長の奥様が無理を押して参列され、修了証書を手にされた受講修了者を熱い想いで見守られていたのが印象的でした。奥様は、その数ヶ月後にお亡くなりになりました。一層に想いを深くするものです。

しかし、修了証書を手にしてそれで終わりではありません。元気塾のカリキュラムには、終了後のアフターケアも含まれているのです。

さて現在の元気塾ですが、施設を利用した勉強会のような形では続けられているものの、全国各地から講師と生徒を招聘して……という当初の形では行われておりません。このような取り組みは、医療側、患者さん側双方の意識改革を促し、健全な医療活動が行われる助けになると期待されるだけに、再開を心より待ち望むものです。

「ｒｅらいふサポート」――がんヴィレッジの取り組み

札幌市の中心街から車で南東へ約一〇分、清田区平岡に清楚な佇まいの平田口腔顎顔面外科腫瘍内科がんヴィレッジ札幌（通称がんヴィレッジ）があります。院長の平田章二先生は「がんはどんな時期からでも回復する可能性がある」を信条とし、「痛みを取る看取りのホスピスから治すホスピス」を目指してこの病院を設立しました。

西洋医学のがん治療では、進行度が末期の患者さんには「これ以上治療の手だてがありません。入院予定の患者さんが多数待機しているので、ホスピスに転院してください」と告げられます。しかし、終末期ケアを必要としている患者さんを受け入れてくれる施設数はまだまだ不足していますので、いわゆる〝がん難民〟とならざるを得ない患者さんが増えることになります（これ以上の政治貧困があるでしょうか）。

しかし、平田先生は「治療の手だてがない」などとは決して考えません。治療の手だてがないと言われた患者さんの多くが、末期がんとともに生活しながら、食事をしたり、通院したり、場合によっては旅行などもしているのです。平田先生はここに着目し、行き場の失った終末期患者さんを支え、生への希望を持たせることで、患者さんの気持ちを前向きにし、結果的に数多くの快癒例を出してきたのです。

その大きな要因は、現今行われている西洋医学と生体に備わっている自然治癒力（免疫）を高める治療を中心に、補完代替医療や東洋医学を併用した積極的な治療（がん統合医療）です。

例えば、試験管内での抗がん剤が、がん細胞を死滅させる威力は驚異的なものです。しかし、生体に投与すると、一般にはその副作用で生体ががん細胞より早く参ってしまいます。「がん細胞は消えたけれど、死んでしまった」という現象です。平田先生は早くからその現象が示す抗がん剤の問題点に気付いていました。抗がん剤の効果は認めつつも、その危険性も理解していたのです。余談ですが、私が平田先生と友人になれたのは、このような平田先生の医療観に共鳴し、意気投合したからです。

そこで平田先生は、自然治癒力を高める補完代替医療の導入と食生活の改善を指示、生体の自然治癒力が高まったところで、抗がん剤を通常の使用量の一〇分の一だけ用いることにより、がん患者さんの免疫修復効果を発揮させる治療を行い、結果を出してきたのです。

さらに、がん免疫細胞療法（活性化自己リンパ球療法）も行っています。この療法は患者さんのがん組織を使った免疫細胞療法で、やり方によっては十分な成果が期待できるものです。

がんヴィレッジで行っているのは、医学的治療だけではありません。「がん」をはじめとする現代病は、食生活の乱れ・無理な生活による心身へのストレス・運動不足によりひきおこされています。以上の三項目を考慮しての対処、治療も行っています。

具体的には、

①西洋医学、治療で最も疎かにしてきた〝こころ〟を大事に、身体が病に冒されている以上に病んでいる〝こころ〟の癒しを最重点課題の一つとし、コーチングテクニッ

クの取り入れ。
②患者さんにとって日常三度の食事こそ重要なものはなく、個々人にあった食事に気を配り、機能性食品なども活用。
③抗老化や予防医学の面からは、体内活性酸素や有害金属（ヒ素、水銀、鉛など）を測定して治療に役立てる。
④心身の養生にヨーガ療法。
⑤かの有名な秋田県玉川温泉と同じラドンを用いた岩盤浴による心身の癒し。

　ここで言えるのは、患者さん個々人に対してのテーラーメイド医療を実践しているということです。

　これらの項目に「抗がん剤」「手術」といった医学的治療を加えた一連の治療を、平田先生は「ｒｅらいふサポート」と名付けました。ここでいう「らいふ（生命）」には二つの意味があり、一つは肉体的な生命（せいめい）、もう一つは精神的な生命（いのち）です。「ｒｅ

らいふサポート」とは、「生命（せいめい）を支え、そして再び輝く生命（いのち）を援助する」治療なのです。

平田先生はご自分のがん患者の会「ひまわり」を主催しています。ひまわりの花言葉は「あなたは素晴らしい」です。

「一人ひとりが何か意味があって生きている」

「何かが優れていたり地位があるから素晴らしいのではなく、あなたが存在していることが素晴らしい」

この「ひまわり」という患者会の名前には、これらの願いが込められているのです。

がんヴィレッジは、患者さんからの「感謝の言葉」で満ち溢れています。

5章

ロートル医のからの提案――

“賢い患者”になろう!

患者の正しい聴き方

「二一世紀の医療」を代表する考え方の一つが、「インフォームドコンセント」といわれています。日本語に意訳すると、「医療側の十分な説明」と「患者側の納得した上での同意」。つまり、二一世紀の医療は、医師と患者の相互理解によって進められるのが理想なわけです。

ですから、医師が十分な説明をするのはもちろんなのですが、その説明に対して患者が「ハイハイ」となってはいけないわけです。それでは「納得しているかどうかわからない同意」になってしまいます。

そうならないためには、本人が主治医にならなければダメなのです。

人工透析を例にあげると、「人工透析をやればどういう副作用があって、その結果どうなるのか」「その副作用はいつ起こるのか」「人工透析の寿命はどれくらいなのか」……最低限、これくらいは医師が説明しなければなりません。それに対して、患者さんの側から逆に質問するくらいでないと「納得した上での同意」とならないと思うのです。

かといって、その「問いただす」というのが一番難しいと思います。なぜなら、知識がなければ質問できないからです。世の中すべての患者さんがそうであれば医療にとって理想的ですが、やはりいざそういう状況になるとなかなか難しいものでしょう。

そんな患者さんにとって非常に役に立つ冊子があるのです。それは「患者の正しい聴き方」というタイトルなのですが、発行元はどこだと思いますか？　実は厚生労働省なのです。

「医師にどんなことを聞けばいいのか」がわからない患者さんが多いからと、平成九（一九九七）年に、当時の厚生省がわざわざ研究班を立ち上げて作成したのが、この「患者の正しい聴き方」です。主な内容は、「薬をもらうとき」「入院するとき」「検査のとき」「退院するとき」などなど。

しかし、発行から一〇年以上経っているのに、その存在すら知らない方がほとんどです。なぜ積極的にＰＲしないのでしょうか。いい内容なんだから、もっと積極的に広報すればいいと思うのですが……。

がんと言われたら

医師に「がん」と宣告されたら、皆さんのほとんどはすごく慌てるでしょう。当然です。しかし、ちょっと待ってください。

ある意味「この世の終わり」を告げられたような状況にあって、「焦るな」「慌てるな」というのも酷な話ですが、それをちょっとでも抑えて、以下のことを確認してください。

一口にがんと言ってもいろいろな段階や種類があり、それをしっかり把握することが、効果的な治療につながり、ひいては命を救うことになるのです。

もちろん、本人だけではなく、ご家族、ご友人の場合でも、同じように確認することをおすすめします。

①臓器（どの臓器部位にできているのか）
②進行度（早期〜進行〜末期）
③病理組織型（悪性度：良性〜悪性）

まず、がんの発生臓器を確認してください。

例えば消化器のがんだと、大腸（特に結腸）に発生したがんは五年生存率が最も高いと言われています。その次が胃がんでしょうね。

逆に、膵臓がんは医療の進歩した現在でも、五年生存率はかなり低くなっています。特殊な膵臓がんだとほぼ一〇〇パーセントに近い五年生存率と思っていますが、それ以外の膵臓がんはせいぜい二〇パーセントぐらいです。施設によっては三〇パーセントぐらいのところもあります。

食道がんも五年生存率の低いがんですが、一般に食道がんはすごく早期に発見できるようになりましたが、それも全部入れてやっと三〇～四〇パーセントです。それが大腸がんの場合、五年生存率はおよそ八〇パーセントです。胃がんでもおよそ五〇パーセント。でも逆に言えば、半分の人は死んでいることになります。

発生臓器部位よりもさらに予後に関わってくるのが、進行度（病期）です。

進行度というのはどれくらい進んだがんかということです。早期～進行～末期とあり、進行がんはさらに細かく区分されます。その中では、言うまでもなく早期がんが一番助かる可能性が高く、末期がんが一番低いです。

医師にがんと言われたら、ビックリしてないで、「進行度はどのくらいですか」と聞いてください。進行度などと聞いたら医師もビックリして、丁寧に説明してくれます。さらに「早期がんということですか」などと言ったらいよいよビックリして、「この人相当医療知識ある人だな」と本当に丁寧親切にやってくれます。それをただ「お任せします」と医師の言うがままになっているのがほとんどの患者さんです。もちろん、ご本人が納得した上でなら、これも一法かも知れませんが。

もし早期がんだったら、医学的に理論としては一〇〇パーセント助かることになります。しかし、残念ながら例外といってよいのか、一〇〇パーセントではありません。ここでも医療の不確実性を知らなければなりません。でも患者さんは「一〇〇パーセント助かる」と思っていたほうが、治療効果も高くなります。

進行がんの場合は、さらに進行度の確認をしてください。

それからあとは、「手術すればどうなるの？」「手術しなければどうなるの？」「入院期間どれくらいですか」「いつ頃から社会復帰できますか」……それくらいは聞くべき時代になっています。

それを、「手術ですね」と聞いて、「はい、よろしくお願いします」と何も質問しないで、医師に全てをゆだねて手術した患者さんが、後になって「先生、なんで私だけが二ヶ月も入院しなきゃダメなんですか。隣の人の胃がんは三週間で退院していましたけれど」と疑心暗鬼になって来るのです。

それを聞いて、「では、あなたはどれぐらいで退院できると聞きましたか?」と尋ねると、「聞いていません……」。それじゃ「仕方ないですね」と言うしかありません。

前向きの精神

医師に「一〇〇人のうち一人しか助かりませんよ」と言われたら、おそらくほとんどの皆さんは自分が「九九人」のほうに入ると悲嘆してしまうでしょう。でも、その逆だってあるのです。一〇〇人のうち九九人は死ぬかもしれないけれど、一人のほうに自分が入る可能性があるな……こう思ってください。これが〝前向きの精神〟です。

逆に、「一〇〇人のうち八〇人助かる」と言われたとします。それなら今度は八〇人のほうに自分を入れてしまうのです。そして、「俺は二〇人のほうじゃない」と思えばいいわけです。これも〝前向きの精神〟ですね。

気休めだって馬鹿にできません。〝前向きの精神〟が免疫力を高めるというのは、現代の免疫学で実証されています。

それでも二〇人のほうになってしまうかもしれません。それに備えて、自分の免疫力を高める手技や治療をやればいいのです。

がんには「原発性」と「転移性（続発性）」の二種類があります。肝臓がんを例にすれば、肝臓に最初からできたのは「原発性肝臓がん」、別臓器のがんが肝臓に転移したものは「転移性肝臓がん」といいます。

原発性なのか転移性なのかで全くと言っていいほど違ってきます。

がんの中でも比較的良性に近いものもあれば、極めて悪性のものもあります。

例えば人間の中にだって素晴らしいいい人もいれば、泥棒なんかする人や人殺しをする人までいろんな人がいるでしょう。がんだって同じです。すごく悪いがんと、ほとんど正常細胞に近いがんがあります。それを見つけるのが病理診断です。

病理診断とは顕微鏡で細胞の様子を見て、病気かそうでないか調べることです。今のがんはこれでほとんどわかります。ただ、実際に診断する病理学の先生は、患者の前に顔を出すことはまずないので、その存在すらも知らない人がほとんどではないでしょうか。

ですから、皆さんががんと宣告されたときに、「いいほうですか？　悪いほうですか？」って聞いたら、それこそ医師はどっきりしますよ。そして「これは賢い人だ、勉強している、モノがわかっている」と感心するでしょう。

私は、みなさん一般の方がそうなってもらいたいと思って、この本を書いています。そうすれば、私たち医師も自然にすごくグレードアップすると思うのですが。

がんにかからない生活を送りましょう

私たちの日常生活で、毎日、毎日約三〜七〇〇〇個のがん細胞が発生していると言われています。でも必ずがんが発生するわけではありません。みなさんが健康、健全であれば自己監視、防衛機構が備わって、そのように余分な細胞は撲滅されてしまいます。

昭和五三（一九七八）年国立がんセンターから「がんを防ぐための一二ヶ条」が発せられ、次いで平成一七（二〇〇五）年には日本人にとって最も適切と思われる「がん予防八ヶ条」が示され極めて有意義に活用されてきました。

平成一九（二〇〇七）年一一月一日、世界がん研究基金から「がん予防一〇ヶ条」が発信され、ゴール（到達）と推奨の値が挙げられています。

①肥満
【ゴール】ＢＭＩ二一～二三。
【推奨】標準体重の維持。
②運動

【推奨】毎日少なくとも三〇分運動。

③体重を増やす食物

【推奨】高エネルギーの食べ物や砂糖入り食料やフルーツジュース、ファーストフードの摂取をする。飲料として水や茶や無糖コーヒーが推奨される。

④植物性食品

【ゴール】毎日少なくとも六〇〇グラムの野菜や果物と、少なくとも二五グラムの植物繊維を摂取するための精白されてない穀物である全粒穀物と豆を食べる。精白された穀物を制限する。

⑤動物性食品

・赤肉（牛、豚、羊）を制限し、加工肉（ハム、ベーコン、サラミ、薫製肉、熟成肉、塩蔵肉）は避ける。赤肉より鶏肉や魚が推奨される。

【ゴール】赤肉は週三〇〇グラム以下に。

【推奨】赤肉は週五〇〇グラム以下、乳製品は議論があるため推奨されない。

⑥アルコール
・男性は一日二杯、女性は一日一杯。
⑦保存調理
【ゴール】塩分摂取量を一日に五グラム以下に。

【推奨】塩辛い食べ物を避ける。塩分摂取量を一日六グラムに。カビのある穀物や豆を避ける。
⑧サプリメント
【ゴール】サプリメントなしで栄養が満たせる。
【推奨】がん予防のためにサプリメントに頼らない。
⑨母乳哺育
・六ヶ月母乳哺育をする。これは母乳を乳がんから、子供を肥満や病気から守る。
⑩がん治療後
・がん治療を行ったら栄養、体重、運動について専門家の指導を受ける。

この一〇ヶ条はゴール（到達）と推奨の値が具体的に示されています。⑧のサプリメントなしで栄養が満たせる、など今までの予防法では見当たらなかったもので極めて当たり前のことで有意義です。考えようによっては実践がそれほど困難でないかもしれません。明日から一項でも実践に移し、がんにはかからないとの自信を持てる日常生活を送りましょう。

薬を上手に飲むために知っておくべきこと

薬は病人（特に慢性の病気で同じ薬を長く飲んでいる人）にとっては、よほど上手な飲み方をしないと、いろいろ不都合なことが起こるおそれがありますので、以下の三点をよく理解して飲んでください。

①薬は毒にもなりうるので、取り扱いにはくれぐれも注意する。

「薬と毒は紙一重」「薬とハサミは使いよう」と言われています。薬は、毒を上手く使って、病気の治療に用いてきました。そのため、昔から薬と毒は紙一重と言われているのです。

薬の効果と毒の効用のメカニズムは同じか、またはかなり似ていることになるのです。例えば、痛み止めなどの薬は、神経を伝わる「痛い」という感覚の信号を止めることで、その効果を示すものなのです。神経に働きかける薬と、神経を冒す毒のメカニズムは共通であることを理解してください。

②薬は「適量」を心がけ、飲み過ぎには注意する。

薬は、一定の量を飲まなければ、効き目を現すことができません。量を増やしていくと、効き目も大きくなりますが、さらに増やしていくと効き目が頭打ちになり、副作用も大きくなってきます。そこに気をつけないと、ときには命取りになることもあります。特にお年寄りの方は、少ない量で効き目が大きくなるため、大量にならないように気をつけましょう。

薬には、必ず効果と副作用のバランスをにらんだ上での「適量」というものがあります。その範囲の大きい薬が、いわゆる「安全な薬」と言われるものです。

③薬は長く飲み続けていると、大抵は効き目が弱まってしまう。

そのため、量を増やしたり、薬を変えたりします。薬の作用が必要以上に強まったり、有害な影響が出てくることもあります。薬は大抵化学物質であるため、体内に残留・蓄積したり、薬に頼ることが大きくなります。モルヒネ依存症、その他の催眠剤やトランキライザーの仲間に多く見られるのです。

その中で最も心配なのは、効き目が弱まる例で、その代表が抗生物質です。抗生物質に効かない薬剤耐性菌が出てきて、効き目が弱まってしまいます。O―157、MRSAなどがその代表です。抗生物質が全く効かない薬剤耐性菌も現れ、これに対して現段階で人類は対処の仕方を知らないのです。

次に、前述（195ページ）した厚生省（現・厚生労働省）平成九（一九九七）年度「老人保健健増進等事業」の「患者から医師への質問内容・方法に関する研究」研究班の報告書の中の「薬をもらうとき」を紹介します。

・なんという薬ですか？
・何に効く薬ですか？
・この薬を飲んでいて、気をつける症状（副作用）はなんですか？
・変わった症状が出たときは、どうすればいいのですか？
・他の薬や食べものと一緒に飲んでも大丈夫ですか？
・いつまで飲む予定ですか？
・安い薬と比べて、どのように効果が異なりますか？

患者さんは以上の各項をよく理解して、投薬を受けてくださいというのです。遠慮がちの患者さんで、「お医者さんにあれこれ聞くなんてとてもとても……」というような方も、せめて「何に効く薬ですか？」くらいは聞いておいていただきたいものです。特に「つい飲み忘れてしまうから」と四～五錠も、あるいはそれ以上の錠剤をわざわざシートから出して包装し直して一包としているため、どの薬を何のために飲んでいるのか、理解しかねている患者さんが少なからずいます。もちろん、そのようにしなければ対応できない方も当然いますが。

さて、本題です。医師に処方された薬を飲む際にはどんな点に気をつけたらいいのでしょうか。

薬には経口、経直腸、経皮、注射などいろいろな経路から投与されますが、血液の中に吸収され、一定の血中濃度に達し全身を循環して、初めて効き目が出ます。特に感染症で細菌を殺してくれる抗生物質などは、一定の血中濃度以上を保たなければ効果は全くありません。そこで、指定された時間ごと、例えば一日二回とか三回という服用回数は、三回の場合は八時間ごと、二回の場合は一二時間ごとということになります。最近では一日一回の服用で済む薬（二四時間有効な血中濃度が保たれているようにエ夫されたもの）も結構ありますが、それでもきっちり効果的に服用するのであれば二四時間ごとということになります。つまり、食事と無関係に決められた時間ごとに服用することです。

たいていの一般薬が食後三〇分服用となっているのは、空腹時では薬の吸収が効き過ぎるとか、忘れにくいとかいろいろと理由があるようですが、効用や害に大きな影響はないようです。

最近、糖尿病で血糖を下げる薬は食事を摂る直前に服用するよう指示されています。これは、食事三〇分前ではもし食事を摂らない場合に非常に危険な低血糖発作を起こす危険性を避けるためでしょう。このように服用時間の指示が変わることもあるので、注意しましょう。

効き目の現れ方が一番早い投与経路は注射で、その中でも一番早いのは静脈内、次いで筋肉内、皮下注となります。経口投与される薬には錠剤、カプセル剤、散剤とありますが、大きな違いは見られないようです。

また、血中濃度が早く高くなり効き目が早く出る薬ほど、血中濃度が早く下がり効き目がなくなります。この点もよく理解しておきましょう。

上手な薬の辞め方

もし、薬を辞める場合でも、注意事項があります。いままで何年も飲んでいる薬を急にスパッとやめてはいけません。一日三回飲んでいたら、昼を抜いたり、夜を抜いたりするとか。毎日飲んでいたら、二日にいっぺんにするとか徐々に徐々に辞めるようにしましょう。

人間には、「慣れ」というものがあり、徐々に適応していく動物だからです。

私は薬を飲むなとは言いません。必要と思って処方している医師がいるわけですから。ただ、私はいつも次のように対応しています。

「薬の種類が多くてダメだから、減らしてください」という患者さんが、私のセカンドオピニオンに来るのです。しかし、主治医が出した薬を減らすわけにはいきません。そこで、いま飲んでいる薬を全部出してもらい、こう言います。

「この中で、何か飲みたくない薬はないの？」

中には名前は違うけど、効果は同じという薬がありますから、それを一つひとつ説明します。その上で「もしもこの中にあなたが飲まなくてもいいと思うものがあったら、ときどき忘れなさい」と。

急に「辞めろ」と言ってもダメです。人間は「慣れる動物」ですから。

だから、一日三回毎日飲んでいる薬だったら、例えば一回昼だけ飲み忘れてみましょう。そして次の日なんともなかったら、もう一回忘れてみてください。それでもなんともなければ、また少しずつ忘れればいいのです。

痛み止めだって精神安定剤だって、ほとんどの薬はそれで大丈夫なはずです。飲まなければ直ちに死んでしまうような薬は、二つか三つくらいしかありません。

薬を飲みたくないなら、その旨を主治医に相談するのが一番です。それでも投薬されるなら、あなたの体調や愁訴が変わらない限りにおいて、わざと飲み忘れるのも一つの案かもしれません。

肥満は万病の元

肥満は万病の元です。

では、どの程度から肥満というのか、それを示す目安の一つとしてＢＭＩ（体格指数）があります。

ＢＭＩとはBody Mass Indexの略です。「指数」の名の通り、数字で表されます。一八・五〜二五が基準値内で、理想値は二二です。標準体重は、この二二に身長（ｍ）

の二乗をかけたものです。

あくまでも個人差となるのは身長だけですので、筋肉でがっしりしている人も、贅肉でぶよぶよしている人も、「同じ身長であれば標準体重が変わらない」という欠点はありますが、ある程度の目安にはなります。医学的な減量の目標としては、まず標準体重を目指すことになります。

例えば、標準体重が六二キログラムの人が現在八〇キログラムだったら、一八キログラムオーバーしているわけです。しかし、いきなり「一八キログラム減らしなさい」と言われても、最初から無理、不可能だと思ってしまい、よほどのことがない限りやる気にならないと思います。

そこで私は、「減らさなくていいから、これ（例なら八〇キログラム）より増やさないように」と言います。増やさないようにさえしていれば、だいたい一～二キログラムは減ることになります。

そうしたら、その値に来たときにすかさず「よく減らしたなぁ」とほめます。「この通り行けば、来年また一～二キログラム減りますよ。いつか標準体重になりますよ」とどんどん励ますのです。

それでもさすがに一八キログラムも減らしたら、特に現役でバリバリ働いている人は、やる気がなくなり倒れてしまいます。ですので、私は次のラインとして、「BMI二五以下になるように」と提示するのです。

「できればあと二～三キログラムくらい減らしたら、あなたの血圧やコレステロールなどがよくなりますよ」

これは、本当にそうなります。肥満が原因となる万病へのリスクはかなり減ることになるのです。

体重の測定のコツは、毎日一定時間に行い、記録することです。習慣にすることで、それを実行しなければ気分が悪くなるという状態を作り出すのです。

また、「自分の二〇歳前後の体重を考えてください。それがあなたの標準体重です」との説も伝えます。

私を例にすれば、五五キログラムでした。現役時代は六五キログラム前後を維持するのがやっとでした。それ以上減量すると、疲れてやる気がなくなりました。

退官後は時間に余裕ができましたので、歩いて三〇分以内の距離は、車を使わず歩くことにしました。それから三年半経過したある日、たまたま自分の体重が五五キログラムになっていることに気がついたのです。

それ以降、私は毎朝体重を測って、五五キログラムに可能な限り近づけるように、毎日の生活習慣に加減を加えました。

加減を加えると言っても私の場合は簡単なことです。五六キログラムのほうに針が動けば、甘いものをやめる。そうすればすぐに五四キログラムのほうに行きますよ。五四キログラムのほうに行けば、甘いものを食べればいいだけです。たった一日、二日甘いものを我慢できない。こんな馬鹿な話はないでしょう。いい大人なんですから、自分を律してください。

好きなものほど控えめに、嫌いなものほど多めに

「一日に三〇食品、一週間では六〇食品食べるようにしなさい」

（「健康一二一」より）

私は栄養学に関しては素人ですが、この説明はよくできていると思います。国で勧めている「一日に三〇品目」とはすごく多いように思われますが、実はそうでもありません。気にかけて献立を作れば、そうなります。好きなものを中心に献立を作れば、嫌いなものは入りませんから、当然品目は少なくなります。これでは栄養のバランスは取りにくくなります。

ところが、嫌いなものも入れて献立を作ると、当然好きなものも入りますから、自然、品目は多くなるというわけです。栄養のバランスも取りやすくなり、一石二鳥ですね。

だから好きなものは控えめに、嫌いなものは多めに、そしていろいろなものを食べる。食べたいものを食べればいいのです。そして、食べたくないものも一口でも食べなさいということです。

それを習慣にすれば、嫌いなものも自然になくなります。「嫌いなものは食べない」というだだっ子のような習慣も、大人の良識があれば「嫌いなものも食べる」というよい習慣にそれほど苦労なく変わります。

生活習慣病とは何でしょう？

わが国で、ガン、脳卒中、心臓病が三大死因であった頃、それらの病気が働き盛りの四〇歳頃から発病頻度が高くなり、しかも加齢と共に死亡率も高くなることがわかりました。そこで厚生省（現・厚生労働省）では予防対策協議連絡会を設け、昭和三一（一九五六）年に「成人病」という概念をガン、脳卒中、心臓病や、さらに糖尿病、痛風など壮年期に多くなる病気なども含む行政用語として導入しました。そして一定の年齢になったら、定期検診により早期発見し、早期治療を行うこと（二次予防）が生命予後を延長できると考えました。

しかし、目立ち始めた子供の糖尿病など多くの研究成果から、成人病の発症や進行には、病原体や有害物質などの外部環境因子や生まれつきの遺伝的な要素だけでなく、食事、運動、休養、嗜好などの生活習慣が深く関わっていることが明らかになってきました。つまり加齢だけでなく、毎日の生活習慣が主な問題であり、その生活習慣を改善することが成人病の発症や進行を予防できることが知られてきました。生活習慣の基本は小児期に身につくものなので、若い世代からの家庭教育や学校保健教育などを通じて自覚を促すことができれば成人病を減らすことができるのではとの考えにいたりました。

そこで、このことを広く意識してもらうために四〇年以上にわたって慣れ親しんできた成人病を平成八（一九九六）年、「生活習慣病」という名称に変えることにしました。すなわち、発病を防ぐ（一次予防）ためには生活習慣（ライフスタイル）を見直す必要があると、政策転換を図ったのです。

世の常として、何事にも種々さまざまの考え方があるのは当然であり、生活習慣病という病名にもさまざま意見がありました。

ところで、病気になる三大要因として遺伝的要因（遺伝子異常、加齢など）、外部環境因子（病原体、有害物質、事故、ストレス等）と問題になっている生活習慣要因（食生活、運動、休養、睡眠、精神活動、飲酒、喫煙など）が挙げられています。外部環境因子は、本人の意思に関わらず外からやってくるものでありますが、生活習慣要因は各人の心掛けによりすぐに変えることができるので、生活習慣病の予防や改善のキーポイントとなります。

健康に関わる生活習慣への記載は数多くありますが、一例として昭和四八（一九七三）年、アメリカ・カリフォルニア大学のブレスロー博士が、住民七〇〇〇人の身体的健康度（障害、疾病症状やバイタリティーの有無）の関わりを調査し、「七つの健康習慣」が健康度と有意に関連しているとの報告をしました。最初のものとして早くから有名で、生活習慣に関わる要点が簡明に示されているので参考に挙げます。

①適正な睡眠時間
②喫煙をしない
③適正体重を維持する
④過度の飲酒をしない
⑤定期的に、かなり激しい運動をする
⑥朝食を毎日食べる
⑦間食をしない

七つの健康習慣を守っている人は、約六〇歳くらいまで平均以上の健康を保っているのに対し、良い習慣が二つ以下の人は三〇歳を過ぎると、既に健康度は平均以下になっているとのことです。特別に面倒な事項はないのでまず実行してみましょう。

メタボリックシンドロームを克服しよう

メディアでもその略称である「メタボ」を用いるほど、メタボリックシンドロームという言葉は一般化しました。メタボリックシンドロームとは、代謝症候群とも訳され、内臓脂肪型肥満（内臓脂肪、腹部肥満）・高血糖・高脂血漿のうち二つ以上を合併した状態をさし、死の四重奏（肥満、高血圧、高脂血漿、高血糖）、インスリン抵抗性症候群、内臓脂肪症候群などを統合整理したものとされています。

「肥満は万病のもと」、生活習慣病は「肥満」から始まると言っても過言ではありません。しかし「肥満」とは何を基準に言うのでしょうか。これは難問です。

平成二〇（二〇〇八）年四月からはじまった「特定健康診査」では、肥満の基準として「腹囲（へそ回り）」と「ＢＭＩ」（体格指数）を挙げています。

特に重要なのが「腹囲」で、男性は八五センチメートル、女性では九〇センチメートル以下なら問題ないとしていますが、これには意見や疑問が百出しています。

日常の医療経験から得た全くの私見ですが、とくに女性では腹囲が九〇センチメートル以上でも健康という方が少なからず、というよりも多数見受けられます。私は腹囲が九〇センチメートル以上あっても、自身が健やかで特別の訴えもなく健康に留意している方では、診断の次のステップである中性脂肪（一五〇ミリグラム／デシリットル以下）、HDLコレステロール（四〇ミリグラム以上）の数値であるなら、そのまま経過をみても特に問題ないと考えています。ただ、それ以上は体重を増やさないことが肝要で、これだけは厳守すべきです。それ以外はストレスが大敵で、ギスギスせずに「まあ、まあ」と、よい意味でいい加減に過ごすのがコツです。

一方、男性の場合はよりはっきりと、肥満が生活習慣病の始まりと言えます。健診で高血圧、高コレステロール血症肝機能障害や尿タンパクを指摘された方が、体重を五キログラム前後減らしただけで総ての検査値を基準値内に戻せたという例を、身辺だけでも数人は見聞しています。動くと心臓がドキドキする、膝が痛い、腰が痛いなど何かしらの訴えのある方は、まず体重やへそ回りを測ってみて下さい。数値が標準よりオーバーしていたら、まず体重を減らすことです。

肥満の方に食事のことを尋ねると、異口同音に「少ししか食べていない」と答えます。何を基準に「食べていない」と断言できるのかは、甚だ疑問です。どんな人でもまさか空気を食べて太れる訳がないので、肥満になるには、それなりの理由があるはずです。

私たち人間は、摂取エネルギー量（食事やジュースなど）が消費エネルギー（基礎代謝や運動など）を上回ると、その過剰なエネルギーが脂肪として蓄積されて肥満になります。現代医学では、太る原因は過食以外に考えられません。肥満防止の為には、少なくとも一日二〇〇〇～三〇〇〇キロカロリー程度の運動で、摂取カロリーの一〇パーセント程度を消費する必要があります。二〇歳頃までの発育期は、一日三食の食事だけでは成長に必要なカロリーを補えないかもしれないので、適宜間食・補食が必要ですが、もっとも摂りすぎは、要注意です。小学生の糖尿病原因の多くは肥満で、ジュース類の飲み過ぎ（一日五～六本）もありました。もちろん発育期ですから、身長も体重も増えるのが当たり前です。しかし、身長が伸びなくなったら、摂取カロリーを低下させる必要があります。一般的に、二〇歳頃の体重がその人の標準体重という説もあります。ＢＭＩ〔体重（キログラム）÷（身長ｍの二乗）〕は一八・五～二五で普通とされています。

一八・五以下も痩せ過ぎで問題です。食事について問いますと、肥満の方と全く逆に「いっぱい食べています」との返答を得ます。食事量が適正かどうかの目安はあくまで体重です。

高齢者は運動量、食欲、生理機能などの大きな個人差を考えて食事の質や量を決めるのが大事です。まずは太らないことが肝心。太っていて何かしらの愁訴のある方は、まず体重を減らしてみて下さい。少なくともＢＭＩを二五以内に収めてみましょう。効果は疑いなしです。

高血圧のガイドライン

メタボリックシンドローム（メタボ、代謝症候群）は「死の四重奏：肥満、高血圧、高脂血漿、高血糖」等の意味も含んでいることを記しました。私は高血圧（症）を専門に学んだ者ではありませんが、医学、医療に携わってきた五〇年の経験から得たキーポイントについて二、三述べてみます。

血圧とは、心臓から送り出される血液が血管壁に当たる圧力のことです。高血圧とは、その圧力が正常範囲を超えて高く維持されている状態で、血液の量と血管の抵抗が高まっております。それは、神経やホルモン等の影響で心臓や血管の働きが変化することで起こります。そこで、血圧は少なくとも二回以上の異なる機会で測った値に基づいて決められることになっています。

特に、健康診査や診察時などの緊張時、排便時のイキミや運動後など一度の血圧測定で、血圧が高いからといって高血圧ではありません。白衣性高血圧（診察時の測定）や仮面高血圧（普段は高血圧なのに、診察時に正常血圧となる）と言われるものもあります。

高血圧は原因のはっきりしている二次性高血圧と原因がはっきりしない一次性（本態性）高血圧とに分けられています。前者で最も多いのは腎臓に関するもの、次いで副腎、心血管系とされています。後者は原因となる基礎疾患の判明してないもので、血圧が高いこと自体が本態であり、高血圧といわれるおおよそ九〇パーセントは、これに属します。一次性か二次性か鑑別することは治療上必須で大事なことです。

高血圧自体の自覚症状は何もないことが多いのですが、虚血性心疾患、脳卒中、腎不全などの発症リスクとなり臨床的には大きな意義があります（サイレントキラー・沈黙の殺人者といわれる由縁）。

それではいつ、血圧を測ったら良いのでしょうか。

運動、代謝、精神状態など血圧を上げる原因を取り除いた状態のとき、朝目覚めて三〇分以内で尿意のないときに測定した数値を「基礎血圧」と決めています。この値を基準にすべきです。

家庭に血圧計がなければ、基礎血圧の測定は面倒になりますので、是非用意して下さい。できれば上腕で測るのがベターとされています。高価でなく、手頃の値段の自動血圧計で十分に役立ちます。私は〝医者いらずの三種の神器〟と言って、家庭では体重計、体温計、血圧計を備えることを主張しています。

ところで、どこから高血圧と言うのでしょうか。

「高血圧治療ガイドライン二〇〇四」（日本高血圧学会）では、高齢者（六五歳以上）＝一四〇／九〇（ミリメートルエイチジー）、若年・中年者＝一三〇／八五、糖尿病・腎障害者一三〇／八〇となっています。最近、年齢の層別化で高齢者の血圧が色々討論されています。七〇歳以上では一七〇／一一〇でも薬物治療をせず、経過をみたいという意見もみられます。

糖尿病や腎疾患など合併症のない人は、まず生活習慣の改善を計ることになっています。

その目安はガイドラインで次のようになっています。

①食塩の制限、一日六グラム未満
②野菜、果物の積極的摂取。コレステロールや飽和脂肪酸の摂取を控える
③ＢＭＩ（体格指数）は二五を超えない
④有酸素運動を毎日三〇分以上（心血管病のない方）
⑤アルコールの制限、エタノールで男性一日二〇～三〇ミリリットル以下、女性一日一〇～二〇ミリリットル以下
⑥禁煙

長らく慣れ親しんだ生活習慣を変えることは、容易ではないですが、健やかに天寿を全うするには変えなければなりません。しかし、考えようによっては、そんなに困

難ではないかも知れないのです。

高齢者では薬物で血圧を下げすぎ、眩暈、立ち眩みや脱力感などを訴える例がよくあり注意しなければなりません。また、降圧薬は、一度服用したら止められないと思っている方が多いようですが、血圧が下がり安定したら止めても問題ないと専門医も言っています。とにかく、少なくとも基礎血圧を測定し記載することです。

そのようにしなければ、気分が落ち着かないと言う良い習慣ができます。ご自身一人でできることです。楽しくなりますので、是非実行してみましょう。

頼れるかかりつけ医一〇ヶ条

今や世の患者さんは大病院志向となってしまい、実際、住居の近くに医院があっても車などで遠方の医師にわざわざ出かけている方々が多数います。しかし、病気の如何にかかわらず大病院に行くのは効率が悪く、初診の患者を一から診察する医療現場も混乱してしまいます。

そこで最近では、自分の普段からの健康状態をよく把握している「かかりつけ医」を持つことが、健康管理の上で有効だと勧められています。

「かかりつけ医」とは、皆さんの住居や職場の近くの診療所（医院）で、患者さんの初期の訴えの治療や家族ぐるみの日常的な健康管理などに当たる医師とされています。

ではどんな「かかりつけ医」が良いのか、一般にいわれる「頼れるかかりつけ医、チェックポイント一〇ヶ条」を挙げてみます。

①話をよく聞いてくれ信頼感が持てる
②相性が良く共感できる
③病歴、家族歴など詳しく聞いてくれる
④データに頼りすぎず患部もきちんと診る
⑤わかりやすい言葉で説明する

⑥患者の言いなりにならない
⑦勉強熱心で情報収集に努めている
⑧診断がつかないときは「わからない」と言える
⑨患者を抱え込まず、速やかに専門医に紹介してくれる
⑩休診の場合の緊急時対応について指示してくれる

①に、話（訴え）をよく聞いてくれることが挙げられています。三時間待ちの三分診療では、目指している全人的医療を行うことは不可能です。時間をかけて訴えをよく聞いてくれることにより、医師と患者さんとの間に良好なコミュニケーションが築かれ、そこには本当の信頼関係が生まれてきます。

患者さんの訴えに真摯に耳を傾けてくれる医師であれば、皆さんが理解できずにいることにも、問いさえすれば答えてくれることでしょう。

「こんなことを質問したら失礼ではないか」「機嫌を損なうのでは」「怒られるのでは」

などと思い悩み、煩うよりは思い切って率直に聞いてみてください。それこそ「患者様は神様」です。心からそのように考えているのであれば反応が悪いはずはありません。もしも悪いのであれば、その医師にかかることを再考する必要があるかも知れません。

②は「相性」のことです。一般的にどんなに名医といわれている方でも、その患者さんと相性が悪ければとたんに悪医になります。

「かかりつけ医」の第一条件が住居の近くという利便性なので、患者さんが相性を作り上げよく合わせることも肝要と思います。医師も並々ならぬ努力を重ねて開業なされた優れた方です。患者さんとの相性構築に後ろ向きで鈍感な方はいないと思います。人間関係は一方通行では成り立ちません。患者さんのちょっとした心配り、工夫が相性をよくすること請け合いです。

「過去と他人は変えられない。未来と自分は変えられる」を心して良好な信頼関係を築きましょう。皆様の「かかりつけ医」はみんな名医です。

③は「病歴、家族歴などを詳しく聞いてくれる」です。

まず、医師は患者さんの主訴（主な症状、どこが一番不具合か）を問います。例えば、あなたが「咳が出て熱があるので、風邪を引いたのではと思い、先生に診てもらいにきました」と返答したとします。経験豊富なベテランで世慣れた医師であれば、「あぁそうですか、大変ですね。よく診ましょう」と要領よく、次の診察段階へと進みます。ところがちょっと考えのある医師は、「風邪とわかっているなら、私（医師）がわざわざ診る必要はないよ」となり、ひどいときには、その時点で患者さんとのコミュニケーションが途絶えてしまいます。

私も、自分こそが病気で悩んでいる患者さんを救えるのだと、自信たっぷりの時代には、どちらかというと後者のほうでした。しかし、患者さんは病気で苦しくて診察に来たのですから、医師のほうも患者さんとのコミュニケーション作りに努めなければなりません。また患者さんも、自分を診察してくれる医師に、自分の状態をよく理解してもらえる賢さを持ち合わせるべきと思います。何事も相手だけのせいにしないで、患者さんは不明なことを医師に遠慮なく、怖がらずに問うことです。医師と患者さんとのコミュニケーションが良好であれば、病気が快方に向かうのは請け合いです。また、患者さんが主訴から始まって病歴（病気の経過）を端的に、明瞭に伝えなければ、医師は明確な診断を下すことも、適切な治療をすることもできません。

家族歴も非常に大事です。「かかりつけ医」であれば、家族歴のほとんどは省略できるし、既往歴（今までどんな病気をしたか）なども場合によっては省くことができると思います。

これらのことができてこそ、本当の意味での「かかりつけ医」で、ここにこそそのメリットがあります。患者さんがいま咳をし、熱を出して苦しんでいるのに「ご家族は何人ですか」「同じ症状の方はおりませんか」などと聞かれても、患者さんにとっては「何を聞いているのか？　早く楽にして」というのが本音でしょう。

定期検診で、血圧が高いから精査を受けるようにと勧められた方が、病院で食生活についてしつこいほど詳しく聞かれ、「食生活の相談に来たのではない。血圧が高いからそれを治してもらうために来たのだ」とご立腹されることがあります。ご承知のように高血圧は生活習慣病の代表みたいなもので、高血圧と診断された患者さんの八、九割はほぼ間違いなく、生活習慣を改善することにより、高血圧も改善されます。ですから、食生活のことを根掘り葉掘り聞き出してくれる医師こそ、患者さんの病気を治してあげたいと懸命になっている名医なのです。

特に医師は、患者さんが何故来院されたか詳しく聞きたいのです。患者さんも病歴は特に詳しくお話ししなければなりません。そのために患者さんは、簡潔明瞭に記載した病歴を医師に見せるのがベストです。そのことによっても、医師と患者さんの良好なコミュニケーションが得られるのです。

④に「データに頼りすぎず患部もきちんと診る」、⑤に「わかりやすい言葉で説明する」とあります。「頼れるかかりつけ医」としては必ず心がけるべきポイントです。

かかりつけ医はどの医師よりも、その患者さんのことを既往歴、家族歴、社会環境などまで知っていますので、患者さんは特別な場合を除き、それらの説明を省略することができます。医師はその分、主訴（全身倦怠感、腹痛、頭痛など患者の訴える異常）、現病歴（主訴の起こり方、経過など）をよく聞くことに多くの時間を割くことができるのです。

皆さんが体調を崩し、病院に足を運んだときのことを思い出してみてください。どんな主訴で医師を訪ねても、熱感、排尿、排ガス（おなら）、排便の有無、食欲の状態、体重の増減は、最も基本的なことなので必ず問われると思います。このような問診を丁寧にする医師こそ、「頼れるかかりつけ医」なのです。

例えば、「咳をしてのどが痛い（この場合、患者さんが「風邪を引いた」というのは正しくない）から」と医師に訴えた場合、患者さんの普段の状態をよく知っているかかりつけ医ならば、視診（顔色、眼結膜、口腔、咽頭、喉頭など）、触診（熟練した手で静かに触れる）、打診、聴診（聴診器を当ててよく聞く）を丁寧に行う時間的余裕が生じてくるため、たいていの場合、この段階で診断がつくと思います。

しかし、今までの経過はあくまで医師の主観によるもので、患者さんにとっては客観的なデータ（検査など）が必要なこともあります。とはいえ、かかりつけ医だったら、最初から患者さん本人よりパソコンの画面とにらめっこはあり得ないと思います。

かかりつけ医から紹介状をもらって訪れた総合病院では、まず次の段階の検査予約を取り付けない限り先に進まないことも、パソコンとのにらめっこが優先になってしまう一因でしょう。

患者さんは、特に慢性疾患の場合には、検尿、検便、ツベルクリン反応、胸部写真などのX線写真、超音波などによる検査などがどういう意味合いを持っていて、それをすることで何がわかるのかをよく理解することが大切です。もしもよくわからなかったら、医師にわかりやすい言葉で説明してもらいましょう。このようにして「かかりつけ医」との良好なコミュニケーションが取れているなら、投薬を受けに行くたびに検査を受ける必要はまずないでしょう。

一例ですが、経過良好な糖尿病の患者さんが、数年から一〇年もの間、月に一度の投薬を受けに医院に訪れる度に、血液検査をする意味はあるのでしょうか。患者さんの現病歴（現在の病気の経過）の説明が当を得た正しいものであり、日常生活に特別な変化が見られず、新たな愁訴がなければ、毎度の検査は省略して病気の経過を見ても、決して取り返しのつかないことにはなりません。

逆に、患者さん自身の訴えが当を得ず、間違ったものであれば、名医たりといえども、というよりは名医であればあるほど、的確な診断を下すことに困惑します。「本人が主治医、医師は助っ人」といわれる理由はここにもあります。しかも、「医療ほど不確実性で、リスクを伴うものはない」のです。繰り返しますが、病歴を簡潔明瞭に記載し、医師に見せ、詳しく正しい情報を提示することが大切です。

また、検査や薬などは、患者さん自身がその意味合いや効用をよく理解し、納得した上で受けるべきものなのです。

⑥に「患者の言いなりにならない」とあります。

医師にとって、「患者様は神様」です。なのに「患者様の言いなりにならない」医師がよい医師とは、どういうことでしょうか。

「かかりつけ医」とは患者さんとよくコミュニケーションの取れた医師ですが、別な言い方をすれば「馴れ合い医師」と言うこともできます。例えば、患者さんがかかりつけ医に「疲れて食欲がないから点滴をして欲しい」とか、「ここ二、三日（酒を）飲み過ぎて胃に不快感があるから点滴を」とお願いしたとします。患者さんのクセまでもよく知り尽くしているかかりつけ医なら、その言葉に応じて気軽に点滴をしてくれるかも知れません。

しかし、「いつもの食欲不振」や「いつもの飲み過ぎ」の裏に、重大な疾病の初期症状が潜んでいる可能性は否定できません。そこで医師が患者の愁訴を「いつものこと」と聞き流さずきちんと耳を傾ければ、いつもとは少し違うことに気づき、胃透視などの検査を勧めることもできます。

とはいえ、患者さんが納得、同意（インフォームド・コンセント）した上での検査や治療が基本ですから、患者さんが仕事が忙しいなどの理由で検査を先延ばしにしていれば、そのうちに病気が進行してしまうという図式は、よく見聞きするところです。

医師が「患者さんの言いなりにならない」と言っても、患者さんが納得しないうちは検査もできないし、薬を出すこともできないのです。患者さんをどのようにして納得させるかは、大きな問題があります。医師が患者さんの「イエスマン」になっては、万が一の間違いを生ずる可能性が高くなります。患者さんも、検査を受ける意味合い、必要性をよく理解する知識を持っていただきたいと願うところです。

⑦の「勉強熱心で情報収集に努めている」は、患者さんの命に関わる医師としては当然のことで、各人各様それなりに懸命に頑張っています。そうでない医師は一人もおりません。医師対象の研修会が毎夜のごとく開かれていることを、皆さんもご承知ください。

⑧の「診断がつかないときは『わからない』と言える」も極めて重要なポイントです。いかに頼れるかかりつけ医であっても、それなりの守備範囲（できること）があります。ご承知のように医療界の進歩はめざましく、めまぐるしいほどですが、実はまだまだわからないことだらけです。ですから、身を削る思いで経過を見なければな

らないのです。総合病院ですら、やっとの思いで診断を下しているのが実情です。例えば、がんと診断を付ける場合でも白黒どちらとも言えない灰色領域（グレーゾーン）のものがあります。専門の病理医でも意見が分かれるくらいです。ちなみに、一般的には「疑わしきは罰せよ」で、がんの場合は手術となることが多いようです。

⑨の「患者を抱え込まず、速やかに専門医に紹介してくれる」ですが、自分の守備範囲でないと判断したら、速やかに紹介状を書いてその病気の専門医に引き継げる医師こそ、本当の名医なのです。

⑩の「休診の場合の緊急時対応について指示してくれる」ですが、もし指示がなかった場合は、患者さんのほうから忘れずに聞かなければなりません。しかし、現在では、診療時間外はたいてい対応しない病院が多いようです（私は対応する医師ほど素晴らしい名医と思っていますが）。ただ、医師会や自治体などで休日診療を行っているところもありますので、あらかじめそういった場所を確認しておくのがよいと考えます。

おわりに

医師と患者さんとのコミュニケーション不足がいろいろな不安や不快な問題の火種となっています。その原因の一つとして、一般の人たちに極めて理解し難い医学用語が挙げられています。

そこで、患者さんにとって難解で専門的な医学用語をできるだけ用いず、平易な言葉で患者さんとのコミュニケーションを良好なものにしようとの運動が報じられています。

二一世紀は好むと好まざるに関わらず、〝インフォームドコンセント〟の時代となりました。本書は、患者さんにとってできるだけわかりやすい言葉で書いたつもりです。医療側の患者さんへの十分な説明があり、患者さんが十分に納得したそのうえで得られた同意が行われることへの手助けになれば、望外の喜びです。

今まで幾度かこのような企画の機会を頂きながら、一度も日の目を見ることがありませんでした。今回は本書の企画からはじまり、著者の津軽弁訛りの標準語講演をテープおこしするという難行などをこなして、辛うじて発刊に至りました。何からなにまでご手数を煩わせたハート出版の西山世司彦氏に深く、深く感謝いたします。

平成二一年五月吉日　　今　充

［著者略歴］

今　充（こん　みつる）

1932 年	弘前市生まれ
1962 年	弘前大学大学院医学研究科修了
	同年医学博士弘前大学助手（第二外科）
1966 ～ 68 年	米国ロズウェルパーク記念研究所へ出張
1992 年	弘前大学教授（外科学第二講座）
1995 年	弘前大学医学部付属病院院長
1997 年	弘前大学名誉教授
	同年財団法人重症疾患研究所厚生病院院長
1998 年	平賀町国民健康保険葛川診療所所長
2002 年	同所退職

1997 年よりつがる温泉にて「無料健康相談室」開設、2004 年より国立病院機構「弘前病院」セカンドオピニオン担当医師として、その温和な人柄と親しみやすい津軽弁、そして長年の経験に基づく卓越した医療知識により、現役を退いた後も多くの患者さんからの信頼を集めている。

名誉会員　：日本大腸肛門学会、日本性機能学会、日本平滑筋学会、
日本ストーマリハビリテーション学会、
日本マイクロウエーブサージアリー研究会、骨盤外科機能温存研究会
特別会員　：日本外科学会、日本消化器外科学会、日本臨床外科学会、日本胆道学会、
大腸癌研究会、日本肝移植研究会
代表世話人：青森骨盤外科研究会

今充のセカンド・オピニオン　クリニック　http://www11.ocn.ne.jp/~konn/

治る病気も治らない
医者と患者のカン違い

平成 21 年 6 月 11 日　第 1 刷発行
平成 25 年 2 月 20 日　第 3 刷発行

著　者　今　充
発行者　日高 裕明

発行　株式会社ハート出版
〒171-0014 東京都豊島区池袋 3 - 9-23
TEL.03(3590)6077 FAX.03(3590)6078
定価はカバーに表示してあります。
ISBN 978-4-89295-648-5 C2077　編集担当・西山　乱丁・落丁本はお取り替えいたします。
印刷・中央精版